新型冠状病毒肺炎
农村中医药防控手册

主　编　李佃贵

顾　问　孙士江

副主编　梅建强　杨　倩　刘小发

编　委（以姓氏笔画为序）

丁　千　王力普　王绍坡　王思月

兰思远　李　燕　李一帜　李星波

张丹妮　莫修哲　陶愚磊　翟付平

人民卫生出版社

·北京·

图书在版编目（CIP）数据

新型冠状病毒肺炎农村中医药防控手册 / 李佃贵主编 . —北京：人民卫生出版社，2021. 2

ISBN 978-7-117-31305-6

Ⅰ. ①新… Ⅱ. ①李… Ⅲ. ①日冕形病毒 – 病毒病 – 肺炎 – 中医治疗法 – 手册 Ⅳ. ①R259.631-62

中国版本图书馆 CIP 数据核字（2021）第 032191 号

人卫智网	www.ipmph.com	医学教育、学术、考试、健康，
		购书智慧智能综合服务平台
人卫官网	www.pmph.com	人卫官方资讯发布平台

新型冠状病毒肺炎农村中医药防控手册

Xinxing Guanzhuang Bingdu Feiyan Nongcun
Zhongyiyao Fangkong Shouce

主　　编：李佃贵
出版发行：人民卫生出版社（中继线 010-59780011）
地　　址：北京市朝阳区潘家园南里 19 号
邮　　编：100021
E - mail：pmph @ pmph.com
购书热线：010-59787592　010-59787584　010-65264830
印　　刷：北京铭成印刷有限公司
经　　销：新华书店
开　　本：889 × 1194　1/32　印张：4　插页：4
字　　数：80 千字
版　　次：2021 年 2 月第 1 版
印　　次：2021 年 2 月第 1 次印刷
标准书号：ISBN 978-7-117-31305-6
定　　价：35.00 元

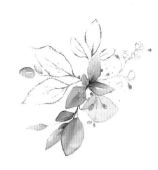

主编简介

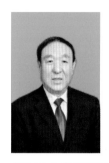

李佃贵(1950—),张家口蔚县人,教授、主任医师,博士研究生导师。中国中医科学院学部委员,中医浊毒论创始人,全国劳动模范,第三届国医大师,全国首届中医药高等学校教学名师,全国中医药杰出贡献奖获得者,"庆祝中华人民共和国成立70周年"纪念章获得者,2020年度李时珍医药创新奖获得者,2020年度中国老科学技术工作者协会突出贡献奖获得者,河北省应对新冠肺炎中医药专家组顾问(为我国第一位进入新冠肺炎患者病房的国医大师),河北省科协会士,河北省首届十二大名中医。享受国务院政府特殊津贴,卫生部、科技部科技评审专家,全国高等学校设置评议委员会评审专家。2017年河北年度十大新闻人物。

第三至第六批全国老中医药专家学术经验继承工作指导老师,省管优秀专家,省突出贡献专家。河北省第六、第七、第八、第十届政协委员,第八届人大代表。曾任河北医科大学党委副书记、副校长(正校级)兼河北省中医院院长、河北省中医药研究院院长,现任河北省中医院名誉院长、河北省中医胃肠病研究所所长。国家卫计委临床重点专科(脾胃病科)主任,国家中医药管理局浊毒证(慢性胃炎)重点研究室主任,国家中医药管理局重点专科(脾胃病科)、重点学科(中医脾胃病学)主任。

中华中医药学会常务理事兼李时珍研究分会名誉主任委员、脾胃病分会顾问,中国中西医结合学会理事,中国民间中医医药研究开发协会名中医学术研究专业委员会主任委员,世界中医药学会联合会浊毒理论研究专业委员会会长,河北省中西医结合学会名誉会长,河北省健康养生文化产业促进会会长,河北省中医药文化交流协会会长,河北省医养结合促进会会长,河北省中医药学会副会长,河北省医学会副会长,河北省医师协会顾问。曾荣获"中国医师奖""首届中医药传承特别贡献奖"等多项荣誉称号。

从事中医临床工作50余年,尤其擅长脾胃病的治疗,首创"中医浊毒理论",指导治疗多种疑难杂症,疗效显著。指导、发表科研论文400余篇,主编教材10余部、学术专著40余部,获批专利多项,获各类科技进步奖30余项。

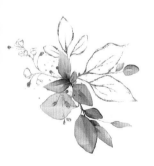

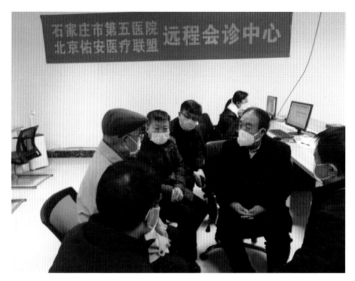

李佃贵在石家庄市第五医院与其他专家一起
优化患者中医药诊疗方案

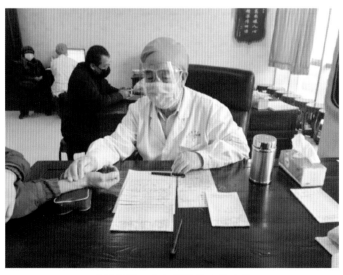

疫情期间，李佃贵坚持正常应诊

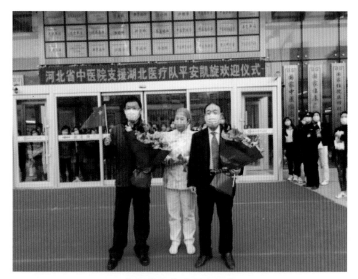

李佃贵与梅建强在一起

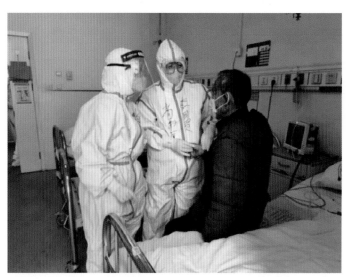

2021 年 1 月 19 日，李佃贵（左二）
在河北省胸科医院新冠肺炎病房巡诊

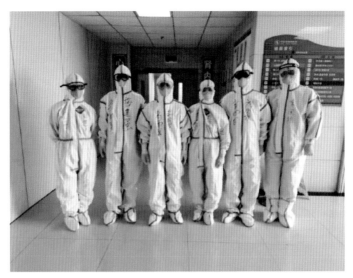

2021 年 1 月 19 日，李佃贵（左三）
在河北省胸科医院与部分抗疫一线的中医药工作者合影

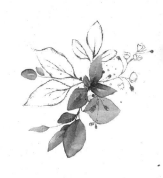

前　言

2021年伊始，石家庄市新型冠状病毒肺炎疫情出现反弹，其下辖的藁城区增村镇小果庄村成了全国关注的焦点。石家庄的这次疫情与去年在武汉等城市暴发的疫情有所不同，它主要发生在农村，农村的抗疫步伐与城市尚不同步。通过这次疫情，我们深刻认识到，广大农村地区应该是我们今后疫情防控常态化状态重点专注的环节。农村地区之所以是疫情防控的薄弱环节，一是居住分散、防控设施和人员不足、相关检测和报告制度不尽完善；二是农民防控意识淡薄，对防疫知识掌握有限，且对疫情的危害认识不足。后者较之前者更不利于疫情防控的有效开展。

三农问题历来是党和国家最关注的问题，习近平总书记多次作出重要指示，要把人民群众生命安全和身体健康放在第一位，要坚持中西医结合，坚决打赢疫情防控阻击战。基于上述原因，我们在团队抗疫经验的基础上，与相关工作人员保持密切沟通，并参阅了大量相关文献，昼夜加班，撰写了《新型冠状病毒肺炎农村中医药防控手册》。本手册主要面向我国广大农村地区的人民群众和疫情防控工作人员。全书共分基础知识篇、中医药防疫抗疫篇、农村防疫篇、居家防护篇、常见防护误区和附录六个部分，语言力求简洁易懂,内容力求简单实用,希望能为我国农村疫情防控提供一些参考和借鉴。

本手册的出版得到了人民卫生出版社有限公司、河北省卫生健康委员会、河北省中医药管理局、河北中医学院、河北省中医院、河北省胸科医院等单位领导的大力支持,在此一并致谢。

由于作者水平有限,加之编写时间仓促,且当前对新型冠状病毒肺炎的认识不断更新,纰漏之处,在所难免,欢迎各位读者予以指正。

国医大师　李佃贵

2021 年 2 月

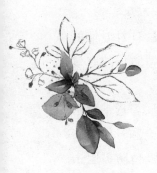

目 录

基础知识篇

中医药防疫抗疫篇

农村防疫篇

居家防护篇

常见防护误区

基础知识篇

❖ **1. 什么是新型冠状病毒？什么是新型冠状病毒肺炎？**

新型冠状病毒（2019-nCoV）于 2018 年 12 月底在人体中发现，属于 β 属的冠状病毒，有包膜，颗粒呈圆形或椭圆形，直径 60～140nm。体外分离培养时，新型冠状病毒 96 个小时左右即可在人呼吸道上皮细胞内发现。感染新型冠状病毒后易导致器官病理学改变（不包括基础疾病病变），如：肺脏不同程度的实变，肺血管炎、肺血栓形成（混合血栓、透明血栓）和肺血栓栓塞，脾脏缩小，白髓萎缩，脾脏贫血性梗死，部分心肌细胞变性、坏死，间质充血、水肿，全身主要部位小血管可见内皮细胞脱落、内膜或全层炎症，肝细胞变性、灶性坏死伴中性粒细胞浸润，脑组织充血、水肿。具有高传染性和高隐蔽性的特点。对于新型冠状病毒所致疾病没有特异治疗方法，但许多症状是可以根据患者临床情况进行治疗的。

新型冠状病毒肺炎（新冠肺炎，COVID-19）为新发急性呼吸道传染病，具有较强的传染性和致病性，目前已成为全球性重大的公共卫生事件。通过积极防控和救治，我国境内疫情基本得到控制，仅在个别地区出现局部暴发和少数境外输入病例。临床以发热、干咳、乏力为主要表现。部分患者以嗅觉、味觉减退或丧失等为首发症状，少数患者伴有鼻塞、流涕、咽痛、结膜炎、肌痛和腹泻等症状。重症患者多在发病 1 周后出现呼吸困难和 / 或低氧血症，严重者可快速进展为急性呼吸窘迫综合征、脓毒症休克、难以纠正的代谢性酸中毒和出凝血功能障碍及多器官功能衰竭等。极少数患者还可有中枢神经系统受累及肢端缺血性坏死等表现。值得注意的是重型、危重型患者病程中可为中低热，甚至无明显发热。多数患者预后良好，少数患者病情危重，多见于老年人、有慢性基础疾病者、晚期妊娠和围产期女性、肥胖人群。儿童病例症状相对较轻，部分儿童及新生儿病例症状可不典型，表现为呕吐、腹泻等消化道症状或仅表现为反应差、呼吸急促。极少数儿童可有多系统炎症综合征（MIS-C），出现类似川崎病或不典型川崎病表现、中毒性休克综合征或巨噬细胞活化综合征等，多发生于恢复期。主要表现为发热伴皮疹、非化脓性结膜炎、黏膜炎症、低血压或休克、凝血障碍、急性消化道症状等。一旦发生，病情可在短期内急剧恶化。经呼吸道飞沫和密切接触传播是主要的传播途径。接触病毒污染的物品也可造成感染。在相对封闭的环境中长时间暴露于高浓度气溶胶情况下存在经气溶胶传播的可能。由于在粪便、尿液中可分离到新型冠状病毒，应注意其对环境污染造成接触传播或气溶胶传播。全球已有200多个国家和地区发现确诊病例，给全球经济和公众的生命健康造成严重威胁。

❖ **2. 新型冠状病毒有药物可以预防吗？**

目前，国内、国际上任何抗病毒药物都未被证实可用来预防，但是部分中草药在一定程度上可以提高人体免疫力，对新型冠状病毒肺炎的预防有一定的作用。

❖ **3. 新型冠状病毒肺炎的主要传染源有哪些？新型冠状病毒感染后的潜伏期是多长时间？**

主要传染源是新型冠状病毒感染的患者和无症状感染者，在潜伏期即有传染性，发病后 5 天内传染性较强。

潜伏期为 1~14 天，大多数在 3~7 天。据目前报道，最长潜伏期为 24 天。

❖ **4. 普通感冒、流行性感冒和新型冠状病毒肺炎在症状上有什么不同？**

普通感冒：大多数患者症状较轻，以打喷嚏、流鼻涕、咽部不适等上呼吸道症状为主，全身症状较轻，不伴有发热，或仅有短暂的发热。

流行性感冒（简称流感）：多为高热，除鼻塞、流涕、干咳外，全身症状较重，伴有畏寒、全身酸痛、头痛、胸痛、恶心、食欲不振等症状。

新型冠状病毒肺炎：以发热、乏力、干咳为主要表现，部分患者没有发热症状，可能出现头痛、咽痛、胸痛、腹泻、呕吐、眼睛红赤等症状，部分儿童及新生儿症状不典型，表现为呕吐、腹泻等消化道症状，或仅表现为精神差、呼吸急促。另外，新型冠状病毒肺炎可出现无症状感染者。

❖ 5. 什么是无症状感染者？无症状感染者怎么治疗？

无症状感染者是指新型冠状病毒病原学（通常指核酸检测）或血清特异性免疫球蛋白 M（IgM）抗体检测阳性，无相关临床表现（如发热、干咳、咽痛等可自我感知或可临床识别的症状与体征），且 CT 影像学无新型冠状病毒肺炎影像学特征者。无症状感染者有两种情形：一是经 14 天的隔离医学观察，均无任何可自我感知或可临床识别的症状与体征；二是处于潜伏期的"无症状感染"状态。

无症状感染者应当集中隔离医学观察 14 天，原则上连续 2 次标本核酸检测呈阴性者（采样时间至少间隔 24 小时）可解除集中隔离医学观察；核酸检测仍为阳性且无相关临床表现者需继续集中隔离医学观察，在观察期间连续 2 次核酸检测阴性可解除集中隔离医学观察。集中隔离医学观察期间，应当开展血常规、CT 影像学检查和抗体检测；符合诊断标准后，及时订正为确诊病例。如出现临床表现，应当立即转运至定点医疗机构进行规范治疗。解除集中隔离医学观察的无症状感染者，应当继续进行 14 天的居家医学观察并于第 2 周和第 4 周到定点医疗机构随访复诊。

❖ 6. 什么是核酸检测？核酸检测有几种方法？

核酸检测是一种通过检测人体内是否有病毒的核酸，从而判断是否被病毒感染的方法。一般查找人体呼吸道、血液或粪便中是否存在外来入侵的病毒的核酸。因此，一旦核酸检测为"阳性"，即可证明人体内有病毒存在。新冠病毒核酸检测阳性可以作为新冠病毒感染的金标准。

目前，新冠病毒核酸检测采集样本时主要采取咽拭子、鼻拭子、肛拭子，以及获取下呼吸道灌洗液（如支气管肺泡灌洗液、深部痰液）等方式，即通过采集咽喉部、鼻咽部、肛门分泌物以及下呼吸道的灌洗液进行核酸检测，其中以咽拭子和鼻拭子的采样方式最为常用，但鼻咽拭子的采集需要专业医护人员按照标准的操作规范操作，采集过程中受试者会有不适感且对于医护人员来说有暴露风险。

❖ **7. 核酸检测阴性就表示没有感染新型冠状病毒吗？**

新型冠状病毒核酸检测虽然特异性强、灵敏性高，但目前假阴性结果也频发。核酸检测的"假阴性"是指患者的临床症状、肺部影像学结果甚至流行病学史都支持为新型冠状病毒肺炎，但患者病毒核酸检测结果为"阴性"，检测结果与临床不符。因此，核酸检测阴性不能表示一定没有感染新型冠状病毒。

❖ **8. 什么情况下需要就医？去医院就医需要注意什么？**

如出现发热、乏力、干咳表现，并不意味着已经感染了新型冠状病毒，但如果出现以下情况，应到当地指定医疗机构进行排查、诊治：发热（腋下体温 ≥ 37.3℃）、咳嗽、气促等急性呼吸道感染症状；有疫区旅行或居住史；或发病前 14 天内曾接触过来自疫区的发热伴呼吸道症状的患者；或出现小范围聚集性发病。

去医院就医过程中应全程佩戴医用外科口罩，以保护自己和他人。就医时应详细讲述病情和既往史，尤其要告知医师近期有无新型冠状病毒肺炎确诊区域旅行或居住史，有无与确诊或疑似患者的接触史。

❖ **9. 新型冠状病毒肺炎的预后怎么样？会复发吗？**

从目前收治的病例情况看，多数患者预后良好，少数患者病情危重。老年人和有慢性基础疾病者预后较差。儿童病例症状相对较轻。

患者连续2次核酸检测阴性后才能出院，但是出院后患者核酸检测再次呈阳性，即所谓的"复阳"现象，全国各地陆续有相关报道。"复阳"患者仍然不排除具有传染性的可能。

❖ **10. 新型冠状病毒肺炎通过什么途径传播？**

经呼吸道飞沫和密切接触传播是主要的传播途径。接触病毒污染的物品也可造成感染。

在相对封闭的环境中长时间暴露于高浓度气溶胶情况下存在经气溶胶传播的可能。

由于在粪便、尿液中可分离到新型冠状病毒，应注意其对环境污染造成接触传播或气溶胶传播。

❖ **11. 哪些人容易感染新型冠状病毒？**

人群普遍易感。各个年龄段的人群均对新型冠状病毒没有抵抗性，只要满足传播条件均可以感染。感染后或接种新型冠状病毒疫苗后可获得一定的免疫力，但持续时间尚不明确。

❖ **12. 什么是密切接触者？密切接触者应该怎么办？**

密切接触者是指疑似病例和确诊病例症状出现前2天开始，或无症状感染者标本采样前2天开始，与其有近距离接触但未采取有效防护措施的人员。判定标准如下：①同一房间共同生活的家庭成员；②直接照顾者，或提供诊疗、护理服务者；③在同一空间内实施可能会产生气溶胶诊疗活动的医护人员；④在办公室、车间、班组、电梯、食堂、教室等同一场所有近距离接触的人员；⑤在密闭环境下共餐、共同娱乐以及提供餐饮和娱乐服务的人员；⑥探视病例的医护人员、家属或其他有近距离接触的人员；⑦乘坐同一交通工具并有近距离接触（1米内）人员，包括交通工具上照料护理人员、同行人员（家人、同事、朋友等）；⑧暴露于可能被病例或无症状感染者污染环境的人员；⑨现场调查人员评估认为其他符合密切接触者判定标准的人员。

密切接触者应该主动接受当地疾病预防控制机构对自己的管理，按照要求进行集中隔离医学观察。医学观察期限为自最后一次与病例、无症状感染者发生无有效防护接触后

14 天。密切接触者在医学观察期间若检测阴性，仍需持续观察至观察期满。医学观察期间，密切接触者做好自我身体状况观察，一旦出现任何症状（如发热、干咳、乏力、腹泻等症状），需立即向当地疾控机构报告，并按规定接受转送到定点医疗机构诊治、采集样本与排查。

❖ **13. 为什么密切接触者要医学观察 14 天？**

首先，医学观察 14 天是非常必要的。新型冠状病毒的潜伏期为 1～14 天。根据目前防控实际，对密切接触者进行 14 天的医学观察，是对公众健康安全负责的态度，也是国际社会通行的做法。这是综合了流行病学、公共卫生安全和社会经济学成本的一个综合性考量的结果。

❖ **14. 人感染新型冠状病毒后会有什么症状？**

以发热、干咳、乏力为主要表现。部分患者以嗅觉、味觉减退或丧失等为首发症状，少数患者伴有鼻塞、流涕、咽痛、结膜炎、肌痛和腹泻等症状和表现。重症患者多在发病 1 周后出现呼吸困难和 / 或低氧血症，严重者可快速进展为急性呼吸窘迫综合征、脓毒症休克、难以纠正的代谢性酸中毒和出凝血功能障碍及多器官功能衰竭等。极少数患者还可有中枢神经系统受累及肢端缺血性坏死等表现。值得注意的是，重型、危重型患者病程中可为中低热，甚至无明显发热。

轻型患者可表现为低热、轻微乏力、嗅觉及味觉障碍等，无肺炎表现。少数患者在感染新型冠状病毒后可无明显临床症状。

儿童病例症状相对较轻,部分儿童及新生儿病例症状可不典型,表现为呕吐、腹泻等消化道症状或仅表现为反应差、呼吸急促。极少数儿童可有多系统炎症综合征(MIS-C),出现类似川崎病或不典型川崎病表现、中毒性休克综合征或巨噬细胞活化综合征等,多发生于恢复期。主要表现为发热伴皮疹、非化脓性结膜炎、黏膜炎症、低血压或休克、凝血障碍、急性消化道症状等。一旦发生,病情可在短期内急剧恶化。

❖ **15. 什么是易感人群?**

易感人群是指对某种传染疾病缺乏免疫力、易受该病感染的人群和对传染病病原体缺乏特异性免疫力、易受感染的人群。对于新型冠状病毒肺炎来说,新型冠状病毒是一种新发现的病毒,人群普遍缺乏特异性免疫力,因此人群普遍易感。

❖ **16. 易感人群应该注意什么?**

易感人群应注意做到以下几方面:①少出门。减少出门可以从源头上尽量避免接触到感染者。②注意保持饮食均衡,保持充足规律的睡眠和适度的运动,可适当多做户内运动,如走路、五禽戏、八段锦、太极拳、瑜伽、健身操等,有助于提高免疫力。③当不得不外出时,应佩戴口罩,勤洗手,不触摸眼、口、鼻，与人群保持 1 米以上的距离，尽量避免与他人的密切接触。

❖ **17. 出现发热、咳嗽后怎么办？**

新型冠状病毒肺炎以发热、乏力、干咳为主要表现。如果出现发热、畏寒等症状，需要及时就医，以排查新型冠状病毒肺炎。同时应佩戴口罩，与无症状的其他家庭成员保持距离。避免乘坐地铁、公共汽车等公共交通工具，避免前往人员密集的场所。就诊时应主动告诉医师自己的相关疾病流行地区旅行居住史，以及发病后接触过什么人，配合医师开展相关调查。

❖ **18. 什么是新型冠状病毒疫苗？**

新型冠状病毒疫苗是用于预防新型冠状病毒感染或新型冠状病毒肺炎的一种生物制剂。目前，我国普遍接种的新型冠状病毒疫苗是灭活疫苗，接种人体后可刺激人体的免疫系统产生保护性抗体。这种抗体存在于人的体液中，新型冠状病毒一旦侵入人体，抗体就会立即起作用，激活补体，灭杀病毒。

❖ **19. 哪些人可以接种新型冠状病毒疫苗？哪些人群不宜接种新型冠状病毒疫苗？**

（1）年龄在 18 岁至 59 岁以内的人群可以接种新型冠状

病毒疫苗。我国目前疫苗接种的策略是按照"两步走"方案，在全国范围内实施接种。

第一步，主要针对部分重点人群开展接种，包括从事进口冷链、口岸检疫、船舶引航、航空空勤、生鲜市场、公共交通、医疗疾控等感染风险比较高的工作人员，以及前往中高风险国家或者地区工作或者学习的人员，尽力缓解输入性疫情防控的压力，降低本土病例发生和国内疫情暴发的风险。

第二步，随着疫苗附条件获批上市，或疫苗产量逐步提高，将会有更多的疫苗投入使用。通过有序开展接种，符合条件的群众都能实现"应接尽接"，逐步构筑起人群的免疫屏障，阻断新型冠状病毒在国内的传播。

（2）不适合接种的人群包括孕妇、哺乳期妇女，发热、各种急性疾病、慢性疾病急性发作期患者，患免疫缺陷或免疫紊乱的人群，以及严重的肝肾疾病、药物不可控制的高血压、糖尿病并发症、恶性肿瘤患者等人员；既往发生过疫苗接种严重过敏反应（如急性过敏反应、荨麻疹、皮肤湿疹、呼吸困难、血管神经性水肿、腹痛）者不得接种。所有接种人员在接种前要详细阅读知情同意书，身体不适可暂缓接种。

❖ **20. 接种新型冠状病毒疫苗前后的注意事项有哪些？**

在接种新型冠状病毒疫苗前，应按照组织接种人员通知，主动提供个人健康状况，按要求携带身份证，做好个人防护，了解接种点的接种流程。接种疫苗时，要认真阅读并如实填写疫苗接种知情同意书。

接种新型冠状病毒疫苗完毕需在接种点留观30分钟。接种疫苗之后要保证接种部位的清洁,当天不要见水;接种后24小时内注意观察生命体征;如果出现持续发热等现象,可以就近到医院就医,并向接种单位报告。

❖ **21. 新型冠状病毒疫苗的不良反应有哪些?**

从前期新型冠状病毒疫苗临床试验研究结果和紧急使用时收集到的信息来看,新型冠状病毒疫苗常见不良反应的发生情况与已广泛应用的其他疫苗基本类似。常见的不良反应主要表现为接种部位的红肿、硬结、疼痛等,也有发热、乏力、恶心、头痛、肌肉酸痛等临床表现。

❖ **22. 接种新型冠状病毒疫苗后核酸检测会呈阳性吗? 还会得新型冠状病毒肺炎吗?**

接种新型冠状病毒疫苗后核酸检测不会呈阳性。核酸检测的是新型冠状病毒抗原。我国目前接种的疫苗为灭活疫苗,是一种"被杀死"的病原微生物,已完全失去感染性和复制力,故接种后不会导致患新型冠状病毒肺炎,也不会因接种疫苗使新型冠状病毒核酸检测呈阳性。

到目前为止,任何疫苗的保护效果都不能达到100%。我国目前接种的新冠灭活疫苗Ⅰ/Ⅱ期临床试验结果显示,疫苗接种后均产生高滴度免疫应答,中和抗体阳转率达90%以上。在全球多个国家进行的Ⅲ期临床试验结果显示,疫苗有效性进一步得到验证。但需注意的是,少数人接种后未产生保护力,或者仍然发病,这与疫苗本身特性和受种者个人体质均有关。

❖ **23. 接种新型冠状病毒疫苗后还要不要戴口罩?**

需要。在人群免疫屏障没有建立起来之前,即使部分人群接种了疫苗,大家的防控意识和防控措施也不能放松。一方面,疫苗免疫成功率不是 100% 的,在疫情流行期间可能还会有较少部分已接种的人发病;另外一方面,在没有形成免疫屏障的情况下,新型冠状病毒依然容易传播。因此,接种疫苗后还是应该继续佩戴口罩,特别是在公共场所、人员密集的场所等;其他防护措施如手卫生、通风、保持社交距离等,也需要继续保持。

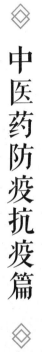

中医药防疫抗疫篇

❖ **1. 什么是瘟疫?**

中医学认为,瘟疫就是容易引起广泛流行的烈性传染病,如鼠疫、天花、霍乱等。瘟疫是由于一些强烈致病性物质,如细菌、病毒引起的传染病,具有传染性、流行性、症状相似、发病与气候有关等特点。

❖ **2. 有关免疫的最早记载**

免疫一词最早见于明代《免疫类方》,但对免疫的意义则早在两千多年前已有一定的认识。《黄帝内经》中曾提出"精神内守,病安从来""正气存内,邪不可干""邪之所凑,其气必虚"等等论点。古人认为,疾病是人体正气同病邪斗争的过程,在这一对矛盾中正气的强弱直接决定着疾病的发生、发展、变化和转归;并进而提出扶正祛邪这一基本治则,影响至为深远。葛洪《肘后备急方》卷七所载以狂犬脑组织敷伤口预防狂犬病的发生,是关于免疫疗法的已知世界最早记录。

❖ **3. 有关中医药抗疫记载源于何时?**

中医药文化历史悠久,是中国古代劳动人民长期与自然界疾病斗争取得的宝贵经验,并结合中国传统哲学思想共同演化而成的古代医学智慧结晶。中医药理论体系于春秋战国时期已基本成形,并在此后历代医疗实践中不断丰富完善。对于疫病,人类很早就对其有相关的认识。殷墟甲骨文中便有"疟疾""疾年"等记载。《周礼》《礼记》中也有"以索室殴疫，大丧""民必疾疫，又随以丧"等疫病相关记载。在古代，中医药凭借其丰富的疫情防控思想和对医学理论的不断创新，较好地控制了疫情，亦形成了"不治已病治未病""未病先防、既病防变"的防治观。历次中医药抗疫史充分证明了"中国医药学是一个伟大的宝库"。

❖ **4. 中医对新型冠状病毒的认识**

新型冠状病毒具有强烈传染性，属于中医的"疫气""戾气""毒气""杂气"范畴，是天地之间的一种异气。据《中国疫病史鉴》所载，从西汉以来，中国历史上发生了数百次瘟疫，却从未出现过西方大范围的流行与死亡现象，究其原因，乃是我国有优秀的中医防疫著作与方法，为战胜疫情奠定了基础。

❖ **5. 中医药抗疫的优势是什么？**

中医药治疗疾病强调以人为本，形神统一，注重未病先防和个体化治疗，能真正做到辨证论治，在临床实践中具有"简、便、验、廉"的特点。在驱除病邪的同时，更注重扶正，使正气得复，邪有出路，积极快速应对病因未明、来势凶猛的急性传染病。中医药治疗新型冠状病毒肺炎，可以同时作用于多个靶点、多个治疗环节并采取多种治疗途径，具有治疗毒副作用小，并能减少西药副作用，有效控制并发症，提高治疗效果以及被感染人群的生活质量等优势。

❖ 6.新型冠状病毒肺炎的中医救治思路

新型冠状病毒肺炎的中医救治思路主要有 3 个层次——"未病先防""既病防变""瘥后防复",同时因时、因地、因人制宜。

（1）未病先防：首先最重要的是预防。"正气存内,邪不可干",即强调要注重顾护人体的正气,如果人体正气充足,就不容易被新型冠状病毒感染。

（2）既病防变：其次是治疗疾病,防止变生他症。通过应用中医药参与治疗新型冠状病毒肺炎,能缩短疗程,减少住院天数,提高治愈率,并且减少并发症的发生。

（3）瘥后防复：最后是防止治愈后病情反复。通过发挥中医药独特优势,加快新型冠状病毒肺炎恢复期康复,降低患者"复阳率"。

中医药治疗新型冠状病毒肺炎以"治未病"思想为主,同时因时、因地、因人制宜,即"三因制宜"。

（1）因时制宜：气候反常变化是疫病发生的重要因素。天时气候因素对疾病的发生、发展与转归都有影响。新型冠状病毒肺炎发于己亥岁末,庚子岁首,四时五季之内,经历燥、寒、风、火等交互生克之变,岁末之季,变异尤烈,疫疠之气生。疫气致病,传变最速,变证蜂起,可发生窍闭神昏或动风惊厥等变证。故根据病情的发展变化时期,进行分期治疗显得尤为重要。

（2）因地制宜：不同地域的海拔、气候、生活习惯等各有不同，体质亦有不同，疾病症状就会有差异，故治疗应根据不同地域，采取不同的治疗方法。例如，"中央生湿"，武汉地处中原，市内江河纵横，常年雨量丰沛，加之2019年12月天气反暖，又连续降雨半月，地湿天暖，水湿氤氲，湿浊之毒生，当地饮食以寒性的水产品为主，内寒外湿相合，故疫病初起多见寒湿郁肺证，治宜化湿解表、行气和胃。而"南方生热"，海南省地处南端，天气炎热，"热"和"毒"更甚，故海南省新型冠状病毒肺炎防治方案中，轻症中无寒湿证型，而辨为热毒袭肺证和湿毒阻肺证，分别用银翘散合清瘟败毒饮疏风解表、清热解毒，以及藿朴夏苓汤合麻杏苡甘汤解毒化湿、透邪外达。

（3）因人制宜：不同体质类型的个体，对疫邪的易感受性不同，其发病情况及病机趋向随之而异。阳盛之体，感寒易热化；阳不足之体，感温亦寒化，故各地新型冠状病毒肺炎中医药防治方案多有寒证、热证之分。各地区中医药预防新型冠状病毒肺炎方案也强调根据个体体质的差异因人制宜，如体质偏虚弱者多以玉屏风散加减；体质偏热者用北沙参、桑叶、菊花等药味；体质偏湿者推荐藿香正气软胶囊（水）等。

❖ **7. 不同地域新型冠状病毒肺炎会有区别吗？**

根据不同地域的症、证分析，新型冠状病毒肺炎在不同地域的症、证特点"同中存异"，共性特征都是以"浊毒"为病机核心，这也是新型冠状病毒肺炎疫情最重要的特点。然而，不同地域症、证特点存在一定差异。武汉疫情以湿象为主，是感受湿浊毒邪之气而发病，而此次河北疫情以热象、燥象为主。新型冠状病毒肺炎病起初为湿盛，湿盛则浊聚，久郁化热，湿浊化热蕴毒，故毒由温热转化而来，亦可由湿浊演变而生，即热为毒之渐，毒为热之极，毒寓于热，热由毒生，变由毒起，则生变异。

❖ **8. 不同季节新型冠状病毒肺炎会有不同吗？**

与季节性流感相比，新型冠状病毒引发的疾病更严重。谭德塞说，目前全球新型冠状病毒肺炎导致的病亡率约为3.4%，而季节性流感的病亡率通常远低于1%。全球许多人已经具备对季节性流感病毒毒株的免疫力，而新型冠状病毒是一种新病毒。这意味着新型冠状病毒肺炎的易感人群更多，出现重症病例也会更多。新型冠状病毒的传播效率明显低于季节性流感。

不同季节发生的新型冠状病毒肺炎都是以"浊毒"为病机核心的，但由于所处季节不同，不同时期的新型冠状病毒肺炎疫情证候特点上存在一定的差异。例如，冬季气候寒冷干燥，此时发生的新型冠状病毒肺炎疫情证候多兼寒兼燥；夏季天气炎热，此时的新型冠状病毒肺炎证候则多兼有热毒。

❖ **9. 不同人群感染新型冠状病毒会有不同吗？**

不同人群感染新型冠状病毒后的症状有所差异：儿童及

青少年患者的临床症状较为轻微,多数表现为低热、干咳等症状。对于50岁以上的中老年人或者合并有基础疾病、免疫抑制的患者,其临床症状更为严重,可出现呼吸困难、水电解质紊乱、原有疾病恶化、器官衰竭等。部分重症患者可不发热。还有部分患者不出现呼吸系统症状,仅以全身乏力、腹泻、腹胀、全身酸痛为主要症状,需要予以重视。

❖ **10. 什么是中医的未病先防思想?**

未病先防是在致病因素尚未侵犯人体,或致病因素虽已侵犯人体但疾病尚未形成或者尚未恶化之前,采取防范措施,防止疾病的发生或病情的恶化。

❖ **11. 什么是中医的辨证施防思想?**

"辨证施防"是中医预防疾病的基本原则,是中医学对疾病特殊的研究和处理方法,是根据辨证结果确立相应的施药方法和处方用药。在预防过程中,强调辨人之体质、气质,辨证之部位属性,辨病之异同,辨病证之时相不同而施防。这一特点贯穿于整个预防过程中。"同病异防",指相同的疾病但其病机不同,所属证候不同,则预防方法不同。如同为鼓胀,若属肝病传肾,当治肝防其传肾;若属脾病传肾,当治脾防其传肾。"异病同防",指不同的疾病可采取相同的方法来预防。如多种热性病恢复期,都可能有阴津不足之见证,均可固养阴津,以防病势复发。

❖ **12. 什么是中医的整体防疫思想?**

中医预防不仅把人类当做生物体进行预防,而更重要的是把人作为自然的人和社会的人,从生理、病理、心理、社会、自然等多方面采取综合预防措施以防止疫病的发生和流行,其效果比从单一某一方面进行预防要好得多,这就是中医整体防疫的思想。

❖ **13. 什么是中西医结合的防疫思想?**

发扬中医所长,以补西医之短。西医在预防疾病方面固然有其所长,但不足之处也不少,如药源不足、药物研发周期长、药物副作用大、药物针对病原体范围较窄,而中医药恰恰在这些方面具有长处。

❖ **14. 什么是中医的养生防疫思想?**

养生是根据生命特点和生命发展规律所进行的保养身体、有益健康的健身活动,即通过调养精神情志、注意饮食起居、注意保精养气以及开展健身运动等达到强壮体质,提高正气,预防疾病的一种方法。

❖ **15. 中医的扶正祛邪思想在预防传染病中主要体现在哪些方面?**

预防传染病的主要措施是控制传染源、切断传播途径、保护易感人群。

根据中医扶正祛邪思想，控制传染源、切断传播途径的目的是要"避其毒气"。传染源是指体内有病原体、寄生虫繁殖，并不断排出体外的人和动物。其类别通常有3种，分别是患者、病原携带者、受染动物。病原体自传播源排出体外后，经过不同的方式到达易感人群所经过的路径，称为传播途径。每种传染病的传播途径不一定相同，同一种传染病的传播途径也可以不止一种。主要的传播途径有空气飞沫传播、水或食物传播、接触传播、虫媒传播、垂直传播、土壤传播及血液传播等。

保护易感人群则主要使人群"正气存内"。易感人群是指人群内对某一传染病缺乏特异免疫力的人群而言，而对某传染病具有感染性的人就是易感者。保护易感人群的思想是现代中医预防疫病中最重要的环节，可分为4种：①天人合一：中医学的整体观念和天人相应理论认为，人体的健康是人与自然界、社会环境的调适以及自身阴阳动态平衡的结果。天人合一是指人与自然要和谐统一。②形神合一：形指形体、体质，神指精神活动。形神合一即保持身心健康。③药食结合：中医药预防传染病的主要目的在于祛避邪气和提高机体正气。适当借助药物和食物来扶助正气，提高抗病力，也是一个重要方面。④疫苗接种：人类自身免疫力中有一种生来就有的先天性免疫功能，是人体非特异性免疫的重要组成部分，此外还有一种获得性免疫功能，也称为特异性免疫，这不是人类生来就具有了，而是人体因感染某种病原体或接种该病原体的疫苗所产生的抗体，这种抗体只针对该种病原体发生免疫应答,对其他种类的病原体不具有免疫能力。

综上所述,隔离检疫,控制传染源是防止疫病流行的前提;切断传播途径,养成良好的卫生习惯是预防疫病的保障;增强体内正气,进行药物预防,提高人体免疫力,是预防疫病的关键。

❖ **16. 清肺排毒汤的药物组成、适用范围及注意事项。**

清肺排毒汤处方:麻黄 9g,炙甘草 6g,杏仁 9g,生石膏 15～30g(先煎),桂枝 9g,泽泻 9g,猪苓 9g,白术 9g,茯苓 15g,柴胡 16g,黄芩 6g,姜半夏 9g,生姜 9g,紫菀 9g,冬花 9g,射干 9g,细辛 6g,山药 12g,枳实 6g,陈皮 6g,藿香 9g。日 1 剂,水煎服,分早晚 2 次温服。

适用范围:结合多地医师临床观察,适用于轻型、普通型、重型患者,在危重型患者救治中可结合患者实际情况合理使用。

注意事项:如有条件,每次服完药可加服大米汤半碗,舌干津液亏虚者可多服至 1 碗。(注:如患者不发热则生石膏的用量要小,发热或壮热可加大生石膏用量)。若症状好转而未痊愈,则服用第 2 个疗程;若患者有特殊情况或其他基础疾病,第 2 疗程可以根据实际情况修改处方,症状消失则停药。

❖ **17. 如何煎制中药?**

(1)煎药的器具最好选择砂锅或者瓦罐,搪瓷罐次之。

不要选择铜铁铝锅,因铜铁铝锅煎药时可能会与药物中的一些成分发生化学反应,从而使药效降低,甚至产生毒性。

(2)煎药之前,先将药材在冷水中浸泡30~60分钟,用水量以高出药材2~3cm为度。

(3)一般中药煎2次,第二煎加水量为第一煎的1/3~1/2。先用武火煮沸,转文火继续煎30分钟(具体时间要根据药物性能调整)。

(4)将2次煎液去渣混合后,分早晚2次服用。

◆ **18. 什么是浊毒?**

浊毒是一种对人体脏腑、经络、气血、阴阳均能造成严重损害的致病因素,同时也是由多种原因导致脏腑功能紊乱、气血运行失常、机体代谢产物化生的病理产物。浊毒作为一个中医学的术语,其含义有广义和狭义之分。广义的浊毒泛指一切对人体有害的不洁物质;而狭义的浊毒是指由于湿浊、谷浊久蕴化热而成的可对脏腑气血造成严重损害的黏腻秽浊之物。

◆ **19. 什么是天之浊毒?**

天之浊毒,除包括传统的风、寒、暑、湿、燥、火之外,还包括:①空气中的污染物,如悬浮颗粒物、飘尘、二氧化硫、一氧化碳、碳氢化合物、氮氧化物、碳烟等。这些物质不仅是构成或加重人类呼吸疾病的重要原因,还可直接产生或诱发多种疾病。②大量的致病微生物。随着全球气候变暖，生态环境恶化，大量致病微生物生成繁殖，致使瘟疫频发，如新型冠状病毒。③噪声、电磁辐射、光辐射等无形的辐射增加，它们弥漫于空中，虽然看不见、摸不到，但又的确是客观存在的，并且逐渐成为人类无形的杀手。研究证实，长期接受噪声干扰和电磁辐射会造成人体免疫力下降、新陈代谢紊乱，甚至导致各类癌症的发生。

❖ **20. 什么是地之浊毒？**

地之浊毒主要是指受污染的水、土壤和食物，如化肥、农药、重金属、放射性物质等污染物，通过水、土壤，在动植物的生长过程中逐步渗入食品中，这些被污染的水和食物经口进入人的消化系统，损伤脾胃，变生浊毒，以致百病丛生。

❖ **21. 什么是人之浊毒？**

由于人自身饮食结构、情志、生活方式的改变以及其他人为原因使人体内产生的有害物质，称之为"人之浊毒"。①情志不畅生浊毒：喜、怒、忧、思、悲、恐、惊原本是人对外在环境各种刺激所产生的正常的生理反应，但当外来的刺激突然、强烈或持久不除，使情志过激，超过了人体生理活动的调节范围，就会使人体气血运行失常，日久蕴化浊毒，以致百病丛生。另外，社会激烈的生存竞争及经济竞争，给许多人带来了前所未有的心理压力，如升学、就业、下岗、医疗、养老等问题波及各个年龄段，使人们的情绪经常处于压抑、忧愁、焦虑等背景之中，日久"神劳"，超过了人体生理活动的调节范围，也会使人体气血运行失常，浊毒内蕴，从而变生疾病。②饮食不节或不洁生浊毒：我们应以植物性食物为主，动物性食物为辅，并配合果、蔬，使饮食性味柔和，不偏不倚。然而，随着人们生活水平的不断提高，传统的饮食习惯已被打破，过去偶尔食之的鸡鸭鱼肉等副食品已经成为人们的日常饮食，高热量、高蛋白、高脂肪的"西式快餐"被奉为美味佳肴，强食过饮现象非常普遍。如今，高糖、高脂、多淀粉的饮食，使一些"富贵病"的发病率直线上升，以"肥胖""三高（高血脂、高血压、高血糖）"为主的"代谢综合征"正在人们生活中扩散。③不良生活生浊毒：随着各种现代化的生活设施不断地介入人类的生活，人们不必再动作以避寒，阴居以避暑，而是悠然地生活在人工营造的舒适环境之中。人们出入于乍热乍凉温度悬殊的环境，使肌体腠理汗孔骤开骤闭，卫外功能难以适应，久而久之，闭阻体内的浊气即可化为浊邪而致病。而过量或长期嗜烟酒更是贻害无穷，如大量饮酒后多有头目不爽、倦怠乏力、口干口黏、舌苔厚腻等湿浊阻滞之象，而长期嗜酒者每见面垢多眵、食少脘闷、口干口苦、舌苔黄腻等湿热阻滞之征。"烟为辛热之魁"，即便少量吸烟，也会给身体带来不容忽视的危害。大量的研究证明，吸烟增加了冠状动脉痉挛、血栓形成的风险。故长期嗜烟者每多见咳嗽多痰等痰浊内蕴之象。缺乏有效运动也是现代人普遍存在的现象，久而久之，会使人体气血不畅，代谢失调，变生浊毒，引发各种疾病。

❖ **22. 什么是浊毒理论？**

浊毒理论是研究浊毒致病及机体处于浊毒状态时病理变化、演变规律、诊断和治疗的一种中医理论。

❖ **23. 浊毒理论在新型冠状病毒肺炎疫情防控中的应用情况如何？**

新型冠状病毒肺炎疫情发生后，浊毒理论创始人李佃贵奉命担任河北省新型冠状病毒肺炎中医药防控专家组顾问，积极投入到抗疫中去。①分别于 2020 年 2 月 4 日和 2021 年 1 月 19 日，到新型冠状病毒肺炎定点收治医院石家庄市第五医院和河北省胸科医院，深入隔离病区，对确诊患者进行了详细的望、闻、问、切，并指导制订了患者下一步的中医治疗方案。②基于实践经验，提出了以"化浊解毒法"作为防治的主要治疗原则。该学术思想被纳入《河北省新型冠状病毒感染的肺炎中医防治方案》(试行第一至第五版)，并构成了其主体部分，为河北省的疫情防控发挥了重要作用。③基于浊毒理论研制的"香苏化浊颗粒"作为新型冠状病毒肺炎的治疗用药取得了河北省药品监督管理局应急备案[备案编号：冀制药(应急备)202001]，第一时间投入临床。④疫情期间，先后为国内外多地捐献了以浊毒理论为指导拟定的预防新型冠状病毒肺炎的方药、代茶饮和香囊处方。⑤为我国某战区驻外维和部队确诊的 21 名官兵开具中医处方，核酸检测全部转阴。⑥应河北卫视、河北日报报业集团、长城网、中华中医药学会、河北省老科学技术工作者协会等多家单位要求，为新型冠状病毒肺炎的科普做了一些力所能及的工作，提出的"静心气、扶正气、避浊气"防疫九字诀，深受广大受众好评。⑦梅建强教授作为国家卫生健康委员会重症巡查中医专家组成员赴武汉指导重症患者的救治，将浊毒理论学术思想与其他专家分享，并应用于临床，取得满意效果。综上所述，浊毒理论在新型冠状病毒肺炎疫情防控中发挥了重要作用。

❖ **24. 为什么有专家将新型冠状病毒肺炎称为"浊毒疫"？**

新型冠状病毒肺炎是一种烈性传染病，属中医瘟疫范畴。古代医家普遍认为"疫多兼秽浊""疫必有毒，毒必传染"。通过观察新型冠状病毒肺炎患者的临床表现，新型冠状病毒的致病特点"类湿似痰"，如舌苔多厚腻，并有乏力纳呆、身热不扬等，且患者肺组织中有大量黏液，多伴有痰栓，病情凶险，传变迅速，可直达脏腑。新型冠状病毒肺炎的病因，亦即吴又可所说之"异气"，应为浊毒之邪，毒是根本，浊是其一个重要的病理特征，可称为"浊毒疫"。

❖ **25. 香苏化浊颗粒是新型冠状病毒肺炎的预防药物还是治疗药物？**

香苏化浊颗粒是由李佃贵率队研制的治疗新型冠状病毒肺炎的中药制剂，作为新型冠状病毒肺炎的治疗用药取得了河北省药品监督管理局应急备案［备案编号：冀制药（应急备）202001］。该方由广藿香、紫苏叶等12味中药组成，具有化浊解毒、宣肺和胃之功；用于新型冠状病毒肺炎浊毒内蕴、邪郁肺胃证，症见咽痒咽痛、咳嗽腹胀、脘痞呕恶、纳差乏力、大便不爽等；对于平素肺胃功能不足者，也可作为预防药物使用。每次1袋，一日2次，连服7天。

❖ **26. 中医药对于疫情期间的情志调理有哪些？**

中医药情志疗法内容丰富、涵盖广泛。合欢花具有解郁悦心、安神治失眠的作用。萱草可使人舒情忘忧，故又被称为忘忧草。茉莉花也被证实有明显抗抑郁作用，可用于行气解郁。调理情志的中药还有玫瑰、香附、郁金、枳壳、远志、柏子仁等。日常可将茉莉花、玫瑰、大枣等中药泡制茶饮服用，既能行气活血，调畅情志，安神助眠，又能养生保健。另外，由香附、川芎、苍术、神曲、栀子组成的药方可疏肝解郁，活血化痰，泻火导滞。柴胡疏肝散可用于治疗情志不舒，急躁易怒为主证的郁证。逍遥散也具有抗抑郁，改善焦虑失眠、情绪障碍等的作用，可治疗情志抑郁，伴随两胁胀痛、纳差、头晕等肝郁血虚脾弱证。将中医药情志疗法广泛应用到类似的公共卫生事件及日常生活的心理调适中，坚决筑牢心理防线，这不仅关系个体的健康发展，对于家庭的安康、社会平稳进步也具有重大意义。

❖ 27. 中医对无症状感染者的认识

无症状感染者虽然没有症状,但却具有传染性,给疫情防控带来了困难。中医认为无症状感染者属于"疫气"藏匿于人体内并处于"伏而未发"的阶段,伏邪能否致病与其性质、毒力强弱及人体正气盛衰、体质等因素密切相关。人体感染病毒后,病毒潜伏于人体内并进行复制,蓄势待发,当病毒量达到一定程度时,可引起人体出现各种不适症状,这就是"伏而后发";也有病毒潜伏于人体内,但人体始终不出现不适症状,这与人体正气尚足有关,人与病毒"和平共处"。

❖ 28. 集中隔离人员和无症状感染者的中医药干预

国家中医药管理局推荐的清肺排毒汤,处方具体见 16 条。

❖ 29. 中医对新型冠状病毒肺炎患者治愈后复阳的认识

新型冠状病毒肺炎属中医"疫病"范畴。此次新型冠状病毒肺炎患者为感受"疫戾"之气所致,绝大部分表现为发热、咳嗽、胸闷等症状,与感冒症状相似,属于中医"伤寒"范畴。新型冠状病毒肺炎患者经治疗后又"复阳",属于正气不足,余邪未尽,符合《伤寒论》中"差后劳复"这一理论。大体意思为,虽然此次病情的临床症状已经缓解,但是并未完全恢复,即大邪已去,余邪未除,从西医上来说即还有少量病毒残余体内。个人体质在疾病的发生、发展过程中也发挥重要作用,体质较弱的人群较容易得病,而且因体内正气不足,其痊愈时间也相对较长,故"除毒务尽""扶助正气""改善体质"为新型冠状病毒肺炎恢复期防治复阳的三大原则。对复阳患者进行药物施治与饮食调护,可避免复阳发生。

❖ 30. 什么是防疫九字诀?

防疫九字诀是李佃贵基于浊毒理论,针对新型冠状病毒肺炎的预防而提出的,即"静心气、扶正气、避浊气"。①所谓静心气,就是说大家要避免恐慌心理,因为人的精神因素对健康的影响非常重要,如中医所说"恬惔虚无,真气从之,精神内守,病安从来"。②所谓扶正气,中医认为"正气存内,邪不可干""邪之所凑,其气必虚",所以通过扶正气,可以有效预防新型冠状病毒肺炎。包括畅情志、节饮食、适运动、避风寒、慎起居等。③所谓避浊(毒)气,正如《素问·刺法论》所言"避其毒气,天牝从来"。目前,针对新型冠状病毒肺炎的防治,隔离仍是最重要的预防措施。除了勤通风、勤洗手、戴口罩等,还可以制作一些香囊,悬挂在身上或屋堂内,以芳香辟秽,起到预防作用。

❖ 31. 预防新型冠状病毒肺炎的化浊解毒足浴方

日常生活中,我们都有泡脚的习惯,能起到强身健体、预防疾病的作用。泡脚与中医的足浴相似,不同之处就是足浴加入了治疗疾病的中草药。足浴以中医藏象学说、经络学说及足部反射区理论为指导,通过泡浴双足,使足部皮肤、穴位、反射区吸收中药有效成分，从而达到治疗疾病的目的。

组方：杜仲 30~45g，川续断 30~45g，当归 15~20g，炙黄芪 30~45g，藿香 15~30g，木瓜 20~35g，生姜 15~20g。

用法：加水 2 000ml，水煎 45 分钟，取汁，入桶中足浴。每天 2 次，每次 30 分钟，以全身微微汗出为度。

❖ 32. 预防新型冠状病毒肺炎的化浊解毒香囊方

中国人自古以来就有佩戴香囊的习惯。预防新型冠状病毒肺炎的香囊可采用芳香开窍、辟秽化浊的中草药，其中多含挥发性较强的成分。这些挥发性成分可刺激呼吸道黏膜，使其分泌、生成免疫球蛋白抗体，灭活细菌、病毒。佩戴香囊是一种增强免疫力、预防瘟疫的方法。

组方：藿香 15~30g，佩兰 15~30g，薄荷 6~9g，白芷 15~30g，艾叶 10g。

用法：将诸药混合，装入香囊袋中，随身携带即可。

❖ 33. 预防新型冠状病毒肺炎的化浊解毒药熨方

药熨疗法是把药物加酒、醋或盐炒热，布包熨摩患处，使腠理疏通而达到治疗目的的一种方法。古代医家就已将此法用于预防疫气。由于肺司呼吸，开窍于鼻，外合皮毛，故疫气外邪从口鼻皮毛而入者，每多首先犯肺，故应用药熨疗法预防疫气外邪时，多选用与肺系相关的穴位。

药熨组方：艾叶 15g，藿香 15g，紫苏子 15g，白芥子 15g，白芷 15g, 细辛 5g, 吴茱萸 15g, 香附 15g, 乳香 15g, 没药 15g。每 2 日 1 剂, 加食盐半斤炒热, 棉布包裹。

具体方法: 取俯卧位, 开始熨摩时, 隔着一层布, 待药物温度降低, 以人体能耐受的温度直接熨摩于皮肤上。

熨摩部位: 大椎、大杼、风门、肺俞等穴位。

时间: 持续 20~30 分钟, 每日 1 次。

注意事项: 熨摩时间不宜过长, 皮肤有破损、过敏、高热者不可使用。通过这种药熨疗法, 既可调节肺气的升降出入运动, 又可辅助推动和调节血液的运行, 起到宣肺排浊、活血祛瘀之效。

❖ 34. 预防新型冠状病毒肺炎的化浊解毒食疗方

源于中医学的"药食同源"等理论和概念已被大众广泛接受, 多味中药被先后列入药食同源目录中。药食同源类中药中含有丰富的生物活性物质, 可作为特色资源被开发成相关功能性食品。为预防新型冠状病毒肺炎, 现有香兰芦花粥的制作方法为大家奉上, 可起到清化浊毒的作用。

组成: 鲜藿香 15g, 佩兰 10g, 芦根 15g, 金银花 15g, 大米 100g, 白砂糖少许。

做法: 将藿香、佩兰、芦根、金银花分别拣洗干净, 一同放入锅中, 如常法水煎, 除去药渣, 取汁备用; 大米淘洗干净, 放入锅中, 加入清水适量, 如常法煮粥。煮至大米熟烂时, 调入药汁, 加入砂糖(血糖异常者酌情减去), 再煮一二沸即成。

食法：每日 1～2 次，温热服食，可起到芳香化浊、清热养阴的功效，为预防新型冠状病毒肺炎起到一定作用。

❖ **35. 预防新型冠状病毒肺炎的化浊解毒功法方**

在新型冠状病毒肺炎隔离期，活动量不够，静止状态过长，会出现气机不畅，气血流通不足，所以往往出现头晕、乏力、嗜睡等情况。运动量减少容易导致体内脂肪堆积而发胖。所以，隔离期人员采用功法进行锻炼可以减轻长期隔离对人体造成的不良影响，起到活血化瘀、疏肝理气、安神健脾的功效。现介绍如下：

（1）吐纳肺腑：站立姿势，双手叉腰，深吸气，吸到肺活量饱和时，慢慢吐出，反复进行5分钟。

要点：首先，一定要开窗通风，吐纳一定要在空气新鲜的环境中进行；其次，一定要达到肺活量的饱和，否则达不到锻炼的目的，还要注意循序渐进。

深呼吸可以打开平时闭合的肺泡，增加氧气供给，提高机体的血氧含量，还可以对抗和预防新型冠状病毒造成的肺部病理变化。

（2）梳头升阳：用分开的十指，从前梳到后，一直到大椎穴的位置，把头部的所有部位都梳到。梳完头后，要把手掌向地下甩甩，把浊气甩掉。梳头时要刺激到头皮，有微微发热和轻微疼痛的感觉，这样才有效果，对于隔离期的人还有安神除烦的效果。

（3）擦面搓耳：双手搓热，中指由迎香穴向上，然后由额头两边向下绕着圆圈摩擦面部,使面部红润发热,增加气血流通。将外耳廓前、中、后分为3条纵行的线,上、中、下分为3条水平的线。首先用食指和中指用力夹住耳廓,然后上下进行摩擦,分别将前、中、后3条纵行的线摩擦到,反复摩擦直至耳廓发红、发热、略略发疼。然后用拇指和食指沿上、中、下3条水平的线由耳根向外揪耳朵,叫"凤凰展翅",反复进行,也要用力把耳朵揪红、揪热、揪得微微发疼。接着就是全耳的揉捏,用拇指指腹和食指的第2指间关节侧面用力揉捏耳廓,一个部位一个部位地按顺序把整个耳朵揉捏得发热、发红、发疼。要觉得疼痛能够忍受,揉捏一会儿后,不但耳朵发热,而且要全身觉得发热,微微出汗,如此才能达到补肾强体、驱邪外出的效果。

以上3个功法勤加练习,可起到强身健体,增强自身免疫力,防止外邪侵入的作用。

❖ **36. 预防新型冠状病毒肺炎的化浊解毒艾灸方**

中医学理论认为,"正气存内,邪不可干""邪之所凑,其气必虚"。人体在正气强盛的情况下,邪气不易侵入,也就不会发生疾病,而正气虚弱的人更容易感受邪气而患病,所以防疫的首要任务就在于扶助正气。艾灸疗法具有温阳扶正的作用,能够增强人体免疫力,从而防疫抗毒。从现代研究来看,艾灸具有激活、调节机体免疫的功效。这里介绍3个可解表散寒、扶助阳气、提高免疫力的穴位:

(1)中脘:位于胸骨剑突下端与肚脐的中点,具有较强的健脾胃、祛湿浊的作用。此穴是祛内湿的重要穴位。

（2）大椎：此穴为祛除外在寒湿之要穴，位于第7颈椎棘突下的凹陷中。艾灸此穴，外能解表散寒，内能温通经络。

（3）身柱：位于后背正中线上，第3胸椎棘突下凹陷中，即左右肺俞穴中间。一方面主治肺内疾患，宣肺清热、宁神镇咳；另一方面，能够提高人体免疫力。此穴是治疗肺部疾患、增强免疫功能的重要穴位。

以上3个穴位，建议每天艾灸1次，每次每穴20分钟即可。需要注意的是，艾条的质量对艾灸的疗效至关重要，选择质量可靠的艾条，才能起到健身防病的功效。

❖ 37. 预防新型冠状病毒肺炎的化浊解毒按摩推拿方

推拿按摩具有扶助正气、提高免疫力的作用。基于"未病先防、病后防复"的理论，对易感及免疫力低下人群给予推拿治疗，可以防治新型冠状病毒肺炎，或促进病后康复。

具体处方：中脘、足三里、三阴交、合谷、百会、天枢、脊柱两侧（华佗夹脊穴或膀胱经）。

推拿手法简单易学，不拘泥场地，能有效提高免疫力，数千年来广泛应用于养生保健。

❖ 38. 预防新型冠状病毒肺炎的化浊解毒刮痧方

对于新型冠状病毒肺炎，可通过化浊解毒刮痧方进行预防，可刮脊柱两侧（华佗夹脊穴或膀胱经）、足三里、三阴交、曲池、合谷等,向下或向内、向外轻轻反复刮动。

刮痧的要点:①刮痧之前在皮肤上抹适量刮痧油,以防损伤皮肤;②刮痧板倾斜 45° 刮动,每个部位两三分钟,至头皮微微泛红或皮肤出痧即可;③刮痧后注意保暖避风,2~4 小时内不要洗澡。同时要注意,身体虚弱者、老年人、有皮肤问题者不建议刮痧。另外,也可以拍打肘窝、腘窝(膝盖窝)等处,由轻到重反复拍打,至出现紫红斑点或斑块为度。此方法也具有祛浊辟秽之功。

❖ 39. 预防新型冠状病毒肺炎的化浊解毒代茶饮方

中药代茶饮始于唐宋时期,为我国中药的传统剂型,在疾病的预防、调理、保健中都得到了广泛的应用。其既保留了传统汤剂辨证论治、疗效显著的特点,又克服了传统汤剂煎煮烦琐、携带不便的不足,在众多防疫汤剂中脱颖而出。现给出预防新型冠状病毒肺炎的代茶饮方。

组成:黄芪 12g,金银花 15g,藿香 10g,防风 10g。

方中黄芪益气固表,金银花清热解毒,藿香芳香化浊,防风祛风解表。以上 4 味药,共奏化浊解毒、益气固表之效。

代茶饮中药冲泡饮用前应迅速过水以祛除杂质,予 1 500ml 左右开水泡药 10~30 分钟后即可代茶饮用,每日 1 剂,随饮随泡,直至茶饮无味弃去。

方中花叶类中药质地松脆,易破碎,为避免刺激咽喉,方便饮用,建议装入小纱袋制成茶包。

该代茶饮对于 24 小时坚守在防疫一线的工作人员和不

方便煎煮汤剂的市民来说,有方便易取、可多次饮用的优点,且吸收完全,对当前的疫情防控具有很好的辅助作用。

❖ **40. 预防新型冠状病毒肺炎的化浊解毒香熏方**

中医防治瘟疫源远流长,运用中药香熏疗法在家庭和社区进行防疫,便是简便廉验的特色疗法,自古以来既是生活习俗也是养生疗法,因此容易推广。中药香熏疗法所用芳香中药散发的香气具有驱虫祛邪、辟秽化浊等作用,且其挥发的气味经人体口鼻、皮肤腠理、经络腧穴,通过人体气血经脉的循行而遍及周身,可疏通经络、舒畅气机,使气血调和通畅,以助机体"正气",以达健康状态。可自制化浊辟秽香在屋内焚之(注意防范火灾)。

药物组成:艾叶、藿香、佩兰、沉香、千里香等分。

上药制成艾炷样,每日焚一炷。

中药香熏疗法作为一种简便廉验的防疫方法,在当前形势下,通过多方面联动的形式力争发挥较大的作用,也能证明和彰显中医药的实用价值。

❖ **41. 预防新型冠状病毒肺炎的化浊解毒中药方**

中医学在防治传染病方面积累了许多宝贵经验。中医治疫,防重于治。李佃贵认为,本病为浊毒致病,当以化浊解毒、调畅气机、扶正祛邪为要,给出预防新型冠状病毒肺炎的中药方。

处方：广藿香 12g，佩兰 10g，生黄芪 15g，炒白术 10g，防风 9g，金银花 15g，芦根 15g。

用法：水煎煮 2 次，共取汁 400ml，分早晚 2 次服用，连服 5～7 天。

本方可起到芳香化浊、益气养阴的作用，为祛除体内浊邪，增强自身免疫力，防治新型冠状病毒肺炎起到关键作用。

❖ **42. 预防新型冠状病毒肺炎的音乐调养**

中国传统"五音"通常是指古代五声音阶——宫、商、角、徵、羽。中医认为，五音通五脏。我国自古就有运用音乐治疗疾病的理论和病例，如《左传》提及"声亦如味"，认为音乐像药物一样也有其味，具有治病防病的作用。商为肺之音，属金主收，故商调式五行音乐可入肺，具调和肺气宣发肃降、补肺育阴之功效，且能达到调神、宁心净脑的良好作用。现代医学亦认为，音乐疗法是调节情绪和舒缓心理的有力手段，能有效减轻机体的生理疼痛、提高人体免疫力。因此，在新型冠状病毒肺炎疫情期间，在适宜的环境中以适宜分贝聆听《潇湘水云》《鹤鸣九皋》《阳关三叠》等商调式乐曲，可调和肺气、舒缓情绪、调节情志。

❖ **43. 预防新型冠状病毒肺炎的日常起居与心理调节**

浊毒学说将人的不良情绪称为"心之浊毒"，包括过度的喜、怒、忧、思、悲、恐、惊。受疫情防控措施影响的疫区相关人群、易感人群、普通公众等，常出现恐慌、不敢出门、盲目消毒、失望、恐惧、易怒、攻击行为和过于乐观、放弃等。可通过以下方法进行调节：①不要过度焦虑。②从官方获得相关报道。③坚定必胜的信念，做积极的自我暗示。④保持理性的认识，不信谣不传谣。⑤集中注意力，让自己有事情做，让注意力集中在自己做的事情上。⑥保持心情愉悦，可以看视频，收拾屋子，做一些有成就感的事情。⑦在家中进行适当运动。⑧做手工，和家人一起完成一个手工作品。⑨学习放松方法：找一个安静舒适的地方，闭上眼，把注意力集中在自己的呼吸上。在一呼一吸中，在心里默念"呼气—吸气—"，集中精神体会鼻的感觉、胸腔的感觉，以及空气从鼻腔、气管、胸腔流过的感觉……⑩培养兴趣爱好，如弹奏乐器、唱歌、跳舞等。⑪多晒太阳，在家中选择阳光充足的地方，增加光照，改变睡眠质量。⑫生活起居要有规律，不熬夜通宵，保持良好的作息，按时一日三餐。

❖ 44. 新型冠状病毒肺炎寒湿郁肺证的临床表现及中医药治疗

临床表现：发热，乏力，周身酸痛，咳嗽，咳痰，胸紧憋气，纳呆，恶心，呕吐，大便黏腻不爽。舌淡胖有齿痕或淡红，苔白厚腐腻或白腻，脉濡或滑。

推荐方药：生麻黄 6g，生石膏 15g，杏仁 9g，羌活 15g，葶苈子 15g，贯众 9g，地龙 15g，徐长卿 15g，藿香 15g，佩兰 9g，苍术 15g，云苓 45g，生白术 30g，焦三仙各 9g，厚朴 15g，焦槟榔 9g，煨草果 9g，生姜 15g。

服法：每日 1 剂，水煎 400ml，分 2 次服用，早晚各 1 次，饭前服用。

❖ **45. 新型冠状病毒肺炎湿热蕴肺证的临床表现及中医药治疗**

临床表现：低热或不发热，微恶寒，乏力，头身困重，肌肉酸痛，干咳痰少，咽痛，口干不欲多饮，或伴有胸闷脘痞，无汗或汗出不畅，或见呕恶纳呆，便溏或大便黏滞不爽。舌淡红，苔白厚腻或薄黄，脉滑数或濡。

推荐处方：槟榔 10g，草果 10g，厚朴 10g，知母 10g，黄芩 10g，柴胡 10g，赤芍 10g，连翘 15g，青蒿 10g（后下），苍术 10g，大青叶 10g，生甘草 5g。

服法：每日 1 剂，水煎 400ml，分 2 次服用，早晚各 1 次。

❖ **46. 新型冠状病毒肺炎寒湿阻肺证的临床表现及中医药治疗**

临床表现：低热，身热不扬，或未热，干咳，少痰，倦怠乏力，胸闷，脘痞，或呕恶，便溏。舌质淡或淡红，苔白或白腻，脉濡。

推荐处方：苍术 15g，陈皮 10g，厚朴 10g，藿香 10g，草果 6g，生麻黄 6g，羌活 10g，生姜 10g，槟榔 10g。

服法：每日 1 剂，水煎 400ml，分 2 次服用，早晚各 1 次。

❖ **47. 新型冠状病毒肺炎浊毒郁肺证的临床表现及中医药治疗**

临床表现：发热，少痰，咽干，胸闷脘痞，呕恶腹泻，舌质淡或淡红，苔白腻或黄腻，脉濡或弦细。

治法：化浊解毒，宣肺透邪。

推荐方药：麻黄 9g，杏仁 9g，藿香 9g，生石膏 15～30g（先煎），茵陈 15g，佩兰 10g，砂仁 6g，薏苡仁 30g，黄芩 12g，清半夏 9g，紫菀 9g，冬花 9g，射干 9g，枳实 6g，陈皮 6g。

服法：每日 1 剂，水煎 600ml，分 3 次服用，早中晚各 1 次。

❖ **48. 新型冠状病毒肺炎浊毒闭肺证的临床表现及中医药治疗**

临床表现：身热不退，咳嗽痰少、或有黄痰，胸闷气促，腹胀便秘，舌质红，苔黄腻或黄燥，脉滑数。

推荐方药：杏仁 9g，生石膏 60g，瓜蒌 30g，大黄 6g，炙麻黄 9g，葶苈子 15g，桃仁 10g，赤芍 15g，生甘草 9g，天花粉 15g，麦冬 20g。

服法：每日 1 剂，水煎 600ml，分 3 次服用，早中晚各 1 次。

❖ **49. 新型冠状病毒肺炎气营两燔证的临床表现及中医药治疗**

临床表现：大热烦渴，喘憋气促，谵语神昏，视物错瞀，或发斑疹，或吐血、衄血，或四肢抽搐。舌绛少苔或无苔，脉沉细数，或浮大而数。

推荐处方：生石膏 30～60g（先煎），知母 30g，生地 30～60g，水牛角 30g（先煎），赤芍 30g，玄参 30g，连翘 15g，牡丹皮 15g，黄连 6g，竹叶 12g，葶苈子 15g，生甘草 6g。

服法：每日 1 剂，水煎服，先煎石膏、水牛角，后下诸药，每次 100～200ml，每日 2～4 次，口服或鼻饲。

推荐中成药：喜炎平注射液、血必净注射液、热毒宁注射液、痰热清注射液、醒脑静注射液。功效相近的药物根据个体情况可选择一种，也可根据临床症状联合使用两种。中药注射剂可与中药汤剂联合使用。

❖ **50. 新型冠状病毒肺炎内闭外脱证的临床表现及中医药治疗**

临床表现：呼吸困难、动辄气喘或需要机械通气，伴神昏，烦躁，汗出肢冷，舌质紫暗，苔厚腻或燥，脉浮大无根。

推荐处方：人参 15g，黑顺片 10g（先煎），山茱萸 15g，送服苏合香丸或安宫牛黄丸。

出现机械通气伴腹胀便秘或大便不畅者，可用生大黄 5～10g。出现人机不同步情况，在镇静和肌松剂使用的情况下，可用生大黄 5～10g 和芒硝 5～10g。

❖ **51. 新型冠状病毒肺炎肺脾气虚证的临床表现及中医药治疗**

临床表现：气短，倦怠乏力，纳差呕恶，痞满，大便无力，便溏不爽。舌淡胖，苔白腻。

推荐处方：法半夏 9g，陈皮 10g，党参 15g，炙黄芪 30g，炒白术 10g，茯苓 15g，藿香 10g，砂仁 6g（后下），甘草 6g。

服法：每日 1 剂，水煎 400ml，分 2 次服用，早晚各 1 次。

❖ **52. 新型冠状病毒肺炎气阴两虚证的临床表现及中医药治疗**

临床表现：乏力，气短，口干，口渴，心悸，汗多，纳差，低热或不热，干咳少痰。舌干少津，脉细或虚无力。

推荐处方：南北沙参各 10g，麦冬 15g，西洋参 6g，五味子 6g，生石膏 15g，淡竹叶 10g，桑叶 10g，芦根 15g，丹参 15g，生甘草 6g。

服法：每日 1 剂，水煎 400ml，分 2 次服用，早晚各 1 次。

❖ **53. 感染新型冠状病毒期间的心理调护**

在此非常时期，我们不仅需要做好隔离与防护，而且还要进行积极的心理健康调护，保持好的心态和免疫力，亦是抗击病毒不可或缺的一部分。在此期间，我们应该对新型冠状病毒肺炎患者进行心理疏导，主要包括以下几个方面：

①要多与家人亲属沟通交流，保持良好的心态，分散注意力，避免心情过度压抑或紧张。及时获悉疫情和健康知识，正确了解疾病防控知识，规范自身行为，对不理解的信息可向专业人员咨询，不过分解读信息，避免过度焦虑和盲目恐慌。②规律饮食、营养均衡。③规律睡眠，保证每日睡眠 7~9 小时。④坚持每日适量运动，提升自身免疫力。⑤社区居（村）委会工作人员要做好对居民的人文关怀，主动帮助其适应特殊阶段生活。在专业部门的指导下，开展心理健康科普宣传，告知居民心理援助热线等求助方式，鼓励居民有需要时及时求助。树立疫情防控人人有责的意识，积极配合落实防控措施。

❖ 54.感染新型冠状病毒期间的饮食注意事项

民以食为天。利用饮食调护配合治疗，是中医学的一大特色。在防病治病方面，若饮食调护适当，就可以缩短疗程，提高疗效，促进康复。在感染新型冠状病毒期间，保持良好的饮食习惯，特别是疾病康复期，只要调护得当，不必投药，其病便能治愈。①规律饮食、营养均衡，控制体重。②清淡饮食，注重粗粮细作的搭配。烹调多采用蒸、煮、炖的方式。少吃、不吃熏、腌、油炸类食品。少盐少油，每人每天烹调用油不超过 30g，食盐不超过 5g。③一日三餐，合理安排，定时定量，不节食，不暴饮暴食。"早上要吃好，中午要吃饱，晚上要吃少。"④主动饮水：保证每天 7~8 杯水（1 500~1 700ml），不推荐饮酒。⑤加强蛋白质营养的吸收。蛋白质的主要来源包括动物蛋白和植物蛋白,可以选择奶类制品、鸡蛋、鱼虾、豆制品等食物。⑥提倡分餐制,多使用公筷、公勺,减少交叉感染的可能性。⑦饮食多样。疫情期间应保证食物品种多样,建议平均每天摄入食物12种以上。做到餐餐有主食,经常搭配全谷物、杂粮杂豆和薯类,多食新鲜的瓜果蔬菜,也可以选择健康零食作为正餐的补充。

❖ 55. 新型冠状病毒肺炎康复期的化浊解毒功法方

中医导引术可帮助改善新型冠状病毒肺炎患者后遗症。出院患者可在专业康复师的指导下在室内进行中医导引术训练,如八段锦、五禽戏、易筋经、六字诀、太极拳、呼吸龟形功等,通过对意念、呼吸、身体姿势和肢体动作的调整,从而减少患者长时间卧床可能带来的并发症,提高呼吸肌肌力,改善患者心肺功能,提高生活质量。

(1)八段锦:练习时间10~15分钟,建议每日1~2次,按照个人体质状况,以能承受为宜。

(2)华佗五禽戏:推荐每日1次,每次10~15分钟为宜,按照个人体质状况,以能耐受为宜。

(3)易筋经:推荐每日1~2次,每次习练1~2套为宜,按照个人体质状况,以能耐受为宜。

(4)六字诀:"嘘(xu)、呵(he)、呼(hu)、呬(si)、吹(chui)、嘻(xi)",依次每个字6秒,反复6遍,以腹式呼吸方式为主,建议每日1~2组,根据个人具体情况调整当天运动方式及总量。

（5）太极拳：推荐每日晨起1次，每次30分钟为宜。

（6）呼吸龟形功：呼吸龟形功是在传统的"武当龟形功"基础上，融合了呼吸训练和全身锻炼的一套功法。建议每日1～2次，根据个人身体状况，以能耐受为宜。

❖ 56. 新型冠状病毒肺炎康复期的化浊解毒代茶饮方

中药代茶饮传承悠久，在疾病的预防、调理、保健中都得到了广泛的应用。该法既克服了传统汤剂煎煮烦琐、携带不便的问题，又可以获得增强体质、防止疾病反复的作用。现给出代茶饮方。

组成：藿香12g，佩兰12g，黄芪12g，金银花12g，蒲公英6g，薏苡仁12g。

冲泡前应迅速过水以祛除杂质，予1 500ml左右开水冲泡10～30分钟后即可饮用，每日1剂，随饮随泡，直至茶饮无味弃去。

方中花叶类中药质地松脆，易破碎，为避免刺激咽喉，方便饮用，建议装入小纱袋制成茶包使用。

❖ 57. 新型冠状病毒肺炎康复期的化浊解毒香熏方

中药熏香在中医历史上使用已经具有千年的历史，在防治瘟疫上占有一定地位。中药香熏法起着辟邪、祛病、醒神的作用，在新型冠状病毒肺炎康复期使用，既能预防疾病，又能帮助病情的恢复。因此推荐处方如下：

艾叶、藿香、白芷、檀香、石菖蒲、薄荷，按等比例配制。既可在屋内焚之（注意防范火灾），也可制成香囊佩戴。

❖ **58. 新型冠状病毒肺炎康复期的化浊解毒食疗方**

中医自古以来就有"药膳"一说。在新型冠状病毒肺炎康复期服用"药膳"可以很好地帮助患者扶助正气，祛除体内的浊毒之气，以达到固护脾胃、扶正祛邪之功效。现有香兰山苓粥的制作方法，可起到芳香化浊、清热养阴的作用。

组成：鲜藿香 15g，佩兰 10g，山药 12g，茯苓 9g，薏苡仁 10g，百合 12g，石斛 12g，大米适量，白砂糖少许。

做法：将藿香、佩兰、茯苓、石斛用布包裹，与山药、薏苡仁、百合、大米一同放入锅中，加入清水适量，如常法煮粥。煮至大米熟烂时，加入砂糖（血糖异常者酌情减去），再煮一二沸即成。

食法：每日 1~2 次，温热服食。

❖ **59. 新型冠状病毒肺炎康复期的化浊解毒艾灸方**

艾灸是指利用艾绒，点燃后，熏灼或温熨体表一定部位，通过调整经络脏腑功能，达到防治疾病的一种方法。本法具有温阳扶正、防病保健的作用，能够增强人体免疫力，增强体质，从而防疫抗毒。对新型冠状病毒肺炎康复期的人群来说，可在上脘、中脘、天枢、关元、气海、膈俞、足三里、三阴交中选取穴位。其中，中脘、天枢、关元、气海采用温灸盒／

随身灸盒施灸 20～30 分钟；足三里、三阴交采用随身灸盒或艾条悬灸施灸 10 分钟左右。建议每日施灸 1 次。

❖ 60. 新型冠状病毒肺炎康复期的化浊解毒按摩推拿方

新型冠状病毒肺炎康复期人群，体质还是比较虚弱，因此通过推拿按摩的方式（推拿强度不宜大），可有效清除体内浊毒，提高免疫力。可选择太渊、列缺、大肠俞、肺俞、膻中、中脘、关元、足三里、三阴交、内关、百会。每穴按揉操作 50～100 次，每次操作以穴位感到酸胀或发热感为度。建议每日早晚各 1 次。

❖ 61. 新型冠状病毒肺炎康复期的化浊解毒刮痧方

刮痧是通过特制的刮痧器具和相应手法，蘸取如刮痧油、菜籽油、凡士林等具有润滑作用的介质，在体表进行反复刮动、摩擦，使皮肤局部出现红色粟粒样或暗红色出血点等"出痧"变化，从而达到活血化瘀、扶正祛邪的作用。对新型冠状病毒肺炎康复期人群，同样也可通过化浊解毒刮痧方进行保健，可刮曲池、太阳、合谷、脊柱两侧（华佗夹脊穴或膀胱经）、背部督脉、足太阳膀胱经、上肢手太阴肺经等，向下或向内、向外轻轻反复刮动，以无痛出痧、温热舒适为佳。刮出痧之后可饮温开水。隔日治疗 1 次。要注意孕妇腹部及腰骶部、凝血功能障碍者、动静脉有血斑块者、传染性皮肤病患者、原因不明的肿块及恶性肿瘤部位禁刮，老年人、儿童及身体素质差的人请在医师的指导下使用。

❖ **62. 新型冠状病毒肺炎康复期的化浊解毒耳穴压丸法**

耳穴压丸法是在耳穴表面贴敷小颗粒状药物的一种简易刺激方法。本法不仅能收到与针刺、埋针相类似的效果，而且安全，副作用小，还能起到持续的刺激作用。新型冠状病毒肺炎康复期人群采取耳穴压丸法可疏通气血、清化体内浊毒、增强体质。可选择肺、支气管、胃、脾、内分泌、皮质下、枕、大肠、交感等耳穴。将耳穴压丸贴片贴于上述耳穴上，每日适度按压。建议贴压 1~2 天后取下，间隔 1 天后可再次贴压。

❖ **63. 新型冠状病毒肺炎康复期的化浊解毒拔罐方**

拔罐法是一种以罐为工具，利用燃烧、加热等方法排除罐内的空气，造成负压，使之吸附于腧穴或应拔部位的体表，产生刺激，使局部组织充血和皮下轻度瘀血，促使经络通畅，以达到调整机体功能，恢复生理状态，祛除疾病的一种物理治疗方法。现代研究证明，拔罐能使局部组织的氧合血红蛋白和脱氧血红蛋白明显增加，从而使组织处于高供氧、低消耗状态，有利于新陈代谢的改善，促进肺功能的恢复；刺激背俞穴能够激发调节脏腑经络功能，促进血液循环，增强机体特异性及非特异性免疫功能，加速炎症吸收，缓解支气管平滑肌痉挛。选取膏肓、脾俞、大椎、肺俞、风门拔罐治疗，留罐 10~15 分钟，以局部组织充血或轻度瘀血为度。

❖ 64. 新型冠状病毒肺炎康复期的化浊解毒针灸方

针灸自古代即有丰富的防治疫病的理论与经验，对于现代急性传染性疾病，如流行性感冒、急性细菌性痢疾、流行性脑脊髓膜炎重症、急性呼吸综合征等，经针灸介入治疗，均有明确、可靠的疗效报道。病程进展到康复期，患者整体状况往往比较稳定，病情进展缓慢，但其身体也多是元气大伤，脏腑功能衰减，疫气余毒亦未尽除。针灸干预可结合患者体质及恢复状态，根据不同情况辨证施治，但需以补养为主，兼顾除邪。腧穴多选取肺俞、膻中、太渊、曲池、中府、三阴交、天枢、关元、神阙、足三里、中脘、内关、天枢、脾俞、胃俞等。注：需医师进行操作。

❖ 65. 新型冠状病毒肺炎康复期的化浊解毒穴位敷贴方

中医防治呼吸系统疾病的一种重要疗法就是穴位敷贴疗法。穴位贴敷常选白芥子、细辛、甘遂、延胡索、麻黄、藿香、佩兰、薄荷等具有辛香走窜之性，且多归脾肺经的药物，制成处方剂量的药粉后，以适量的生姜汁调和成软膏剂。穴位贴敷常以肺俞、大椎、太渊、曲池、膏肓、膻中、肾俞、脾俞、关元、膈俞、定喘等穴为主穴。

❖ 66. 新型冠状病毒肺炎康复期的化浊解毒膏方

膏方是将药物加水反复煎煮,去渣浓缩后,加入适量炼蜜或炼糖制成。在中医理论中,膏方是一种具有高级营养滋补和治疗预防疾病综合作用的成药。其特点是体积小、含量高、便于频服、口味甜美、耐储存。在新型冠状病毒肺炎康复期服用膏方,既能促进疾病康复,又能预防疾病复发,还能补虚扶弱。

推荐处方:藿香 10g,佩兰 10g,茯苓 15g,陈皮 10g,党参 15g,黄芪 15g,麦冬 15g,沙参 10g,芦根 15g,生甘草 6g,金银花 12g,炼蜜或炼糖适量。

膏方宜用开水冲服,避免直接倒入口中吞咽,否则黏喉而引起不适,或者含化服用。

❖ 67. 新型冠状病毒肺炎康复期的化浊解毒药浴方

药浴疗法是中医外治法的重要组成部分,是以中医基础理论为指导,利用药性和水的特性,以中药煎汤洗浴患者的局部或全身,达到防治疾病之目的。药浴疗法具有作用迅速、使用安全、不良反应少、操作简便等优点。现代临床研究也证明,药浴疗法中的药物离子通过皮肤、黏膜等多种途径,并经过吸收、扩散等方式进入血液循环,有效避免了首过效应和胃肠道对有效成分的破坏,针对病灶部位靶向给药,减少了药物有效成分的流失和浪费,从而达到治疗疾病的目的。

　　方法：藿香 45g，佩兰 45g，青蒿 30g，蝉蜕 10g。碾制成粗颗粒状，直径 0.5cm 左右，装袋备用。药浴前，将药浴方放入清水中，煮沸 5 分钟后，滤出药液，添加清水，温度 38～40℃，每天 1 次，每次 15～25 分钟。

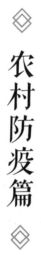

农村防疫篇

❖ **1. 为什么农村更易发生疫情?**

农村外出务工人员居多,流动量大,容易造成病毒的传播蔓延,特别是农村有赶集、走亲访友、串门的风俗,更容易造成病毒的传播。

农村以老年人和儿童居多,个人防护意识不足、抵抗力差,加上农村居民生病后就诊不积极,"能扛则扛",或者选择自行服药,给了病毒繁衍的机会。

❖ **2. 基层医疗机构为什么不能及时发现疫情?**

(1)基层医疗水平相对城市较低,相关检测设备及医务人员严重缺乏,不能及时有效地检测出病毒。

(2)基层医务人员突发公共卫生事件演练较少,相关培训不及时,传染病防控意识和疾病诊断能力均较差。

❖ **3. 农村管控措施为何不能及时到位?**

一是部分基层干部对疫情不够重视,认为病毒在农村不易传播,农村安全性比城市高。

二是相关疫情信息及疫情防控知识宣传不到位,村民对疫情认知不够清楚,轻视疫情的严重性。

三是农村常常存在"熟人办事"的情况,部分基层干部防控措施管理不严,从而造成疏漏。

四是农村具有地广人稀、交通道路复杂的特点,加大了交通管制的难度。

❖ **4. 为何农村居民会存在漏报的情况？**

一是由于农村居民受教育程度相对较低，不能理解疫情情况及其造成的严重后果，认为疫情威胁不到他们的安全，从而忽视疫情防控的重要性。

二是农村居民与外界沟通较少，不能及时准确地掌握疫情状况及国家的政策措施，容易造成村民恐慌，一旦出现"发热、咳嗽等症状"时，会害怕隔离等防控措施，出现对疑似病例隐瞒不报的情况。

❖ **5. 农村居民防范意识为何较差？**

一是农村居民对科学知识水平掌握相对较少，且村民多为老年人和儿童，不知道如何去保护自己，也不知道哪些才是正确避免病毒感染的方法。

二是农村大环境下多数村民对个人卫生不注意，不懂得洗手的重要性。

三是不能及时准确地获取疫情的相关信息，往往不能理解疫情的严重性、危害性与急迫性。

❖ **6. 农村防疫具有什么特点？**

（1）疫情隐匿，一旦暴发，传播速度很快。

（2）聚集性活动多：流行病学调查发现确诊病例的行动轨迹中多有酒席婚宴、赶集、串门、聚会等聚集性活动。

（3）不能及时就医：相关确诊病例出现不适症状后，多选择自行服药或者待其自愈。

（4）岗哨作用发挥不力：基层医疗机构防控传染病意识不强，遇见发热患者不能及时反映，不能发挥"前哨作用"。

❖ 7. 农村居民应该如何做好防护？

（1）注意防寒保暖，避免生病，生病要及时就医；就诊时佩戴一次性医用口罩或医用外科口罩、N95 口罩，与他人保持 1 米以上的距离。

（2）保持室内空气的流通，尽量避免到封闭、空气不流通的公众场所。

（3）尽量避免去人群聚集的场所，如赶集、逛超市等。去人群聚集的公共场所或与人交谈时，应佩戴一次性医用口罩或医用外科口罩、N95 口罩。

（4）外出尽量避免乘坐公交车、出租车等公共交通工具，若乘坐公共交通工具，须佩戴口罩、手套，回家后及时洗手消毒。

（5）咳嗽或者打喷嚏时，应适当低头避开他人，用纸巾或者弯曲手肘遮掩口鼻，防止飞沫传播。

（6）注意个人卫生，勤洗漱，勤换衣，勤洗手，避免与他人共用日常生活物品。

❖ **8. 什么时候应该洗手?**

在进食前、便后,接触垃圾废物后,接触动物后,双手被污染后,外出回家时,与发热、咳嗽、感冒的患者接触后及接触公共物品(门把手或电梯按钮等)后等应该及时洗手。

❖ **9. 牲畜会不会传播病毒?**

新型冠状病毒在全球泛滥时,就有动物感染、动物携带病毒的报道,相关实验也证明动物具有易感性,但没有相关证据证明家养牲畜会回传人类。这时,村民需要注意圈养场所卫生,勤打扫,保证牲畜生活环境干净卫生。

❖ **10. 戴口罩能防止新型冠状病毒传播吗?**

预防新型冠状病毒传播主要使用的是一次性医用口罩和 N95 口罩。一次性医用口罩的面体部分可分为内中外 3 层,内层为亲肤材质,中层为隔离层,外层为特殊材料抑菌层。医用口罩能够阻隔微小的病毒。N95 口罩能够阻隔直径 $0.075\mu m$ 的病毒,且成功率能够达到 95% 以上。除此以外的纱布口罩、防尘口罩等都不能有效阻隔病毒。对于一般人群而言,预防新型冠状病毒用普通的一次性医用口罩就能达到效果。

❖ **11. 什么时候需要戴口罩?**

(1)外出上班务工及乘坐公共交通工具时。

(2)进入人员密集或密闭公共场所时。

(3)与他人交谈时。

(4)到医院就诊时。

(5)探望及照护患者时。

(6)出现发热、咳嗽等呼吸道症状时。

❖ **12. 什么情况下需要更换口罩?**

任何类型的口罩,防护效果都是有时效的,需要定期更换,建议每隔 2~4 小时更换一次口罩。当感觉到呼吸阻力明显增加时,当口罩出现破损、与面部无法紧密贴合、受潮、出现异味、受污染(被鼻涕、飞沫等污染)的情况时,都应及时更换口罩。

❖ **13. 用过的口罩怎么处理?**

口罩的外面往里对折,把口罩的绳子扯断,将口罩捆起,装入一次性塑料袋进行封闭。然后将口罩扔入干垃圾桶、废弃口罩专用垃圾桶或其他垃圾桶中。有咳嗽、流涕等普通症状的居民,可以把口罩先用 1:99 的消毒液进行消毒。不建议把使用过的口罩剪碎,以免产生二次污染。

❖ 14. 口罩可以重复使用吗？

口罩是坚决不能重复使用的。一次性医用口罩使用时长一般在 4 小时左右。如果使用时长超过 4 小时，口罩已经沾上了各种细菌和病毒，丧失了保护的作用，就算是清洗、晾晒、消毒也不能恢复口罩的作用。

❖ 15. 儿童戴口罩需要注意什么？

儿童外出应该佩戴专用的儿童防护口罩，选择贴合儿童脸型的，确保能完全罩住儿童口鼻及下颌的口罩。不能用成人口罩耳挂"打结"后充当儿童口罩使用。儿童心肺功能相对成年人较差，所以不能长时间佩戴口罩。1 岁以下的小儿不适合戴口罩，应减少外出。

❖ 16. 佩戴口罩的注意事项有哪些？

（1）佩戴口罩前要洗手。

（2）分清口罩正反面和上下面，一般蓝色为外侧，白色为内侧，有金属片的是上面。

（3）橡皮筋挂在耳朵上，若是 4 条绳子，则在后脑勺处分别打结，注意松紧适宜。

（4）口罩戴上后要将口罩下端向下拉至下颌，把下颌包住。

（5）捏紧金属片与鼻子贴合，抚平口罩，与脸颊紧密贴合。

❖ 17. 带有呼吸阀的口罩可以使用吗?

有一些人认为,带有呼吸阀的口罩看起来防护性高,但其实正相反,无论是流感高发期还是新型冠状病毒肺炎疫情期间,带呼吸阀的口罩都是不建议甚至不应该佩戴的。呼吸阀口罩是为了减少佩戴者呼吸阻力,也就是吸气时关闭从而隔离外界,呼气时打开来帮助呼吸。对于儿童、老年人或呼吸功能欠佳者,长时间佩戴带有呼吸阀的口罩会加重缺氧。带有呼吸阀的口罩虽然可以防止外界病毒吸入,但是佩戴者在释放自体病毒,并不保护他人健康,也就是所谓的"保护自己,伤害他人",对疫情的防控存在极大的隐患。

❖ 18. 面部易过敏人群佩戴口罩时应该采取什么样的措施?

口罩长时间佩戴,会使口罩潮湿,容易滋生细菌,从而导致皮肤发红、发痒、斑疹等过敏情况。因此,面部易过敏的人群应该减少出门,减少口罩佩戴时间。如果面部出现过敏,应及时更换口罩;过敏较为严重时,请及时就医。

❖ 19. 基层干部应该怎么做?

(1)基层政府要发挥监督作用,实施并保证信息公开透明,对于疫情的发展进程不瞒报、不包庇,不刻意隐瞒事实,对外信息公开透明,并且要做到对每家每户在外就业人员和返乡动态了如指掌,能够精确且迅速做好排查和隔离工作。

（2）要加强对农村居民卫生健康防疫知识的宣传,"因地制宜",充分利用大喇叭、微信群等形式进行宣传,加强对村民风险意识和危机意识的教育,积极动员村民参与到防疫战中去。

（3）基层干部要充分发挥带头作用,积极保护村民人身健康安全。

❖ **20. 如何落实管控措施?**

（1）明确政府主导作用,优化卫生资源配置。注重卫生公共资源的均衡,保障农村健康卫生的发展。在疫情来临时,因地制宜建立县、乡、村三级公共卫生应急物资储备制度,对常规的防控物资进行必要的"流动式"储备,包括药品、医疗设备、防护物资等。

（2）定时或不定时组织传染病防控演练,充分发挥乡镇卫生院、村卫生室的作用,增强其应对突发疫情的能力,守好疫情的底线。

（3）加强各级的危机意识,多进行防疫知识的普及,加强对农村居民健康意识的培训宣传,做好防护措施。

（4）制订疫情防控应急预案,建立反馈评价体系,疫情发生的同时能及时准确地进行对疫情的预判评估,并启动应急方案,不仅要及时进行疫情防控总结,更要注意疫情结束后的后续处理。

❖ **21. 如何进行防疫宣传?**

　　针对农村具体情况,需要基层干部具体分析,充分利用村里大喇叭、微信群、上门走访、电话告知等方式进行防疫知识普及,同时也可以利用"抖音""快手"等人们相对使用较多的视频软件进行防疫知识教育,并密切关注相应的舆情,避免村民出现恐慌。同时加强对优秀英雄人物事迹的宣传,树立良好典范,引导群众不盲从、不恐慌,积极快速打赢这场防疫战。

❖ **22. 如何增强农村居民防范意识?**

　　(1)村委会、村卫生室可以通过发送知识卡片、村里大喇叭等形式进行健康知识宣传,提高村民的健康意识和防疫常识。

　　(2)教导居民少出门、少聚集,出门保持1米以上距离,出门佩戴口罩,在家定期消毒通风。在视频网站上也开展防疫教育,除政府做好自己工作外,居民本身也应提高自身防护意识,"管住腿",主动配合抗疫,不聚集、不串门,对自己行程不瞒报,有情况及时就医,不散播谣言,不触碰道德底线、法律底线。

❖ **23. 如何避免农村居民扎堆、聚集等现象?**

　　各村委会积极宣传防疫措施,积极倡导居家隔离,打击扎堆聚会行为,可以组织志愿者进行监督,让居民自己增强社会责任感,充分意识到疫情与自身息息相关,遵守各地规定,理解及体谅防疫人员。

❖ 24. 如何应对与农村婚宴、满月酒等酒席相关的问题?

在疫情期间,禁止一切农村婚宴、酒席等集会活动,减少人员聚集,避免疫情扩散,宣传倡导移风易俗,提倡"喜事缓办,丧事简办,宴会不办"。如确需举办活动,应向当地疫情防控中心报备,由村委会监督并登记参加人员信息,并严格执行防控措施,实行分餐制,严格把控餐具卫生。

❖ 25. 如何避免疫情期间农村居民恐慌情绪?

进行疫情信息和疫情防控知识的宣传,能提高村民对疫情的重视,从而形成正确的认识,避免恐慌。医护人员应定期与村民沟通,及时为村民对疫情的疑问进行答疑,及时为村民传送第一手准确消息,倡导村民在家进行一系列健身活动,转移注意力,分散焦虑情绪。

❖ 26. 如何保障农村居民日常生活物资?

为保障居民身体健康安全,各地采取的措施多为封闭式管理,居民居家隔离,交通道路封闭,这使得居民日常生活物资无法得到保障。另一方面,大量农户蔬菜水果囤积滞销,居民日常生活无法得到保障。可以采取以下措施:①发展集中代购模式,由村委会牵头统计各家各户所需物资情况,统一采购统一配送,尽量减少人员接触,避免感染。②发展线上购物,各个商家可以通过平台或者微信群等方式进行销售,由村委会安排人员进行宣传统计,由村委会或村民自行线上购物,线下配送,减少人员外出。③提倡"零接触式配送",双方沟通好后将物资放在指定位置,居民自行错峰取件。同时配送人员也要注意自身防护。

❖ **27. 如何动员全村居民参与到防疫抗疫中来?**

(1)利用农村特色形式如"大喇叭""小蜜蜂"等形式,用通俗易懂的语言进行抗疫宣传,鼓励身体健康、具有文化常识的年轻人投身到志愿者活动中。

(2)树立模范作用,宣传抗疫中品行突出人物,或基层干部以身作则,发挥领导带头作用,因为他们在村民中能够通过自身影响力,实现信息的传递,同时其行为也起到了带动和约束的作用。

❖ **28. 当出现咳嗽、发热等症状时,农村居民应该怎么做?**

出现咳嗽、发热症状时,首先不要慌张,第一时间以电话、微信通话等方式向所在村委会、卫生室上报,切忌瞒报、迟报,由医护人员对病情进行初步判定。全程戴好口罩,由乡镇卫生院或 120 救护车转送至定点医院或者发热门诊就诊。保持积极心态,加强锻炼,促进病情恢复。

29. 咳嗽、打喷嚏时应该如何做?

打喷嚏时不要用手掌遮住口鼻,改用手帕、纸巾遮掩口鼻,因为用手掌遮住口鼻后很少有时间立即洗手,随即再触碰门把手等其他物品时会间接把病毒传给他人。如果周围没有手帕等遮挡物,最好用手肘遮住口鼻,因为手肘相对来说接触其他物品的机会少,难以传播病毒、细菌。

30. 就诊有哪些注意事项?

秉承“小病在村卫生室,大病到医院”原则,分诊就医,就近就医。尽量选择网上预约挂号,熟悉就诊流程,减少在院停留时间。外出就诊佩戴一次性医用口罩或医用外科口罩,与他人尽量保持在 1 米以上距离,尽量选择步行梯,如需乘坐电梯,应避免同次电梯人过多。回家后立即洗手消毒。

31. 如何进行室内消毒?

(1)室内勤通风,保持空气流通,减少室内病毒的存在。

(2)地面、窗户保持清洁,地面如需消毒,常用的是 84 消毒液,使用时用水稀释,比例 1∶1,小喷壶喷洒消毒。消毒期间,人员勿长期停留屋内。

（3）阳光充足时，打开窗户，避免蚊虫滋生，可以对被褥以及不便清洗的生活用品暴晒3~6小时。

❖ 32. 基层医疗机构怎么做？

（1）积极建立并完善发热门诊制度，严格执行预检分诊制度，通过测体温、询问等方式筛查新型冠状病毒肺炎可疑患者。

（2）创新服务模式，优化服务流程，积极开展网上（电话）视频问诊、网上（电话）预约、网上（电话）挂号、快递寄药等服务，不仅能解决居民看病问题，又能避免人群聚集。

（3）合理安排医务人员工作时间，避免过度劳累，定期对医务人员进行防疫抗疫知识授课，组织医务人员开展防疫抗疫演练，强化医务人员的专业技能水平和防疫抗疫能力，并且做好个人防护。

❖ 33. 乡村医师在此次疫情中应发挥怎样的作用？

乡村医师作为农村居民的健康守门人，肩负着重大责任。

（1）危机征兆期：要对疫情的到来有一定的敏感性，提高防范意识，学习疫情的传染途径、防控手段等内容，提高对突发事件的应对能力，并且积极向村民宣传防疫知识，提高村民的健康卫生素养。

（2）危机发作期：与乡镇卫生院、卫生所一同积极发挥"兜底"作用，避免疫情在农村的扩散。

（3）危机延续期：当疫情迎来相对平稳期，仍不能放松警惕。

（4）危机痊愈期：对此次疫情所凸显的优劣势进行分析，并且坚持对居民进行健康教育宣传，补齐公共卫生所存在的问题。

❖ **34. 家中喂养牲畜的应该怎么做？**

现今没有明确证据显示牲畜感染新型冠状病毒后会传染给人，但依旧要保障牲畜的居住卫生条件，避免牲畜生病。

❖ **35. 返乡人员应该怎么做？**

返乡人员应于返乡前在任意一家具有核酸检测资质的医疗机构或疾控机构进行核酸检测，凭3天内有效核酸检测证明和绿色健康码返乡。返乡前应提前至少1天联系村委会，由村委会同意后方可返乡。返乡后由村委会检查3天内有效核酸检测证明和绿色健康码，核酸检测阴性需居家隔离14天，并在隔离第7天、第14天再次检测核酸。

❖ **36. 如何发挥基层医疗机构"探头"的作用？**

落实村庄封闭管理，严格把控关口，对进入卫生机构的人员进行登记、测体温以及查看核酸检测证明、健康码、行程码等。有可疑症状者，要进行就近诊疗，做好登记追访，形成闭环管理。社区医疗机构要加强医务人员常态化防护措施，科学设计诊疗流程，必要时错峰就诊、网络就诊，对就诊人员询问病史、接触史，方便开展早期流行病学调查。

❖ **37. 在新型冠状病毒肺炎防疫期间，如何不轻信谣言？**

基层政府要加强对村民的卫生防疫知识宣传，引导居民形成正确的认知、辨别谣言的能力，用通俗易懂的方式将科学知识传达给村民。要丰富宣传手段，利用农村"大喇叭"、村屯微信群、悬挂宣传标语等方式开展新型冠状病毒肺炎疫情防控宣传。严厉打击造谣、传谣者。

❖ **38. 在新冠肺炎疫情下，除了针对防疫知识的宣传，还应注意些什么？**

面对来势汹汹的新型冠状病毒肺炎，农村居民可能因为文化知识不高、获取新闻防疫知识方式滞后等原因难免感到恐慌，这时候就显示出心理健康教育的重要性。针对村民恐慌的情况，农村地区可通过基层卫生机构进行心理援助服务，对居民进行心理疏导和心理救助；另一方面，要重视舆论的宣传引导作用，抵制谣言，做好民众心理干预，营造科学抗疫的氛围。

❖ **39. 在新型冠状病毒肺炎的防控中，对农村生活垃圾如何处置？**

对生活垃圾应"日产日清日处理"，执行"每日消杀不得少于 3 次，重点区域应达到 6 次"的标准。确诊患者的生活垃圾应进行标记，按照医疗废物标准处理。除此之外，确诊患者排泄物也呈阳性，虽然排泄物是否能传染病毒尚未明确，但新型冠状病毒存在粪 - 口传播风险，因此在农村对确诊患者粪便也要进行消毒封闭式处理。在疫情严重的高风险地区，污泥污水切勿土地利用，避免二次污染。

❖ **40. 对乡村就诊环境、流程的要求**

对前来就诊的患者实行预检分诊测量体温、询问流行病学史。

医师防护要求：穿戴一次性工作帽、隔离衣、医用防护口罩（N95）或医用外科口罩、乳胶手套、鞋套，与被调查对象保持 1 米以上距离。

发热诊室要远离普通诊室，独立设区，出入口与普通诊室分开，而且发热诊室应具备消毒隔离的条件。

有发热或者咳嗽等呼吸道症状者，应转诊到隔离病区或定点医院进行隔离排查。如有疑似或密切接触者，应上报到当地疾控中心，进行隔离医学观察。

注意平时空气的流通，注重对诊疗区域的消毒，严格按照危险等级执行。

❖ 41. 农村中疫区与疫点的划分标准

疫区：如果出现了农村传播疫情，可根据《中华人民共和国传染病防治法》相关规定将该地区确定为疫区。

疫点：如果农村出现病例或暴发疫情，将病例可能污染的范围确定为疫点。

原则上，患者发病前 3 天至隔离治疗前所到过的场所，患者停留时间超过 1 小时、空间较小且通风不良的场所，应列为疫点进行管理。疫点一般以一个或若干个住户、一个或若干个办公室、列车或汽车车厢、同一航班、同一病区、同一栋楼等为单位。

居家防护篇

❖ 1. 为什么要居家隔离？

疫情形势严峻，新型冠状病毒传染性极强，居家隔离可以尽可能地减少病毒传播的速度，缩小病毒传播的范围，降低感染病毒的风险，保障自身健康安全的同时，保障家人及其他人的健康安全。

❖ 2. 什么人需要居家隔离？

（1）14天内曾到过疫情高发区及周边地区的人。

（2）有确诊患者的村庄的人。

（3）经调查评估发现与确诊患者有可能近距离接触的人，如与患者乘坐同一交通工具。

（4）有发热、乏力、干咳、腹泻等症状，不能排除新型冠状病毒感染的人。

（5）免疫功能低下者、具有慢性基础疾病者和年老体弱者普遍抵抗力和免疫力低下，都应认真做好保护性隔离。

❖ 3. 居家隔离需要多长时间？

被观察对象与确诊患者末次接触后14天或者抵达之日起14天应居家隔离。本次疫情具有潜伏期长、情况复杂的特点，应根据当地政策适当延长隔离时间。

❖ **4. 居家隔离的环境有什么要求？**

居家隔离者最好单独居住一个房间，房间应通风良好，最好处于下风向，房间应具备单独的卫生间及淋浴间，减少交叉感染。此外，房间内的物品应尽量少，便于室内消毒，减少病毒生存空间。

❖ **5. 疫情期间手卫生的重要性**

洗手是预防传染病最简便有效的卫生措施之一。新型冠状病毒除了通过飞沫传播外，也可以通过接触传播。在日常生活和工作中，手部经常接触外界，如用手触摸电梯门、门把手、取快递等后，用手触碰眼、鼻、口或者用手吃东西，可能导致新型冠状病毒进入人体，从而感染，所以需要保持勤洗手的卫生习惯。

❖ **6. 疫情期间用什么洗手？**

洗手应该选择肥皂液和洗手液。肥皂去油污能力强，在流动水的帮助下，更有助于清除皮肤上的油污、微生物等，能高效清除病毒，预防感染。外出不方便时，可以选用免洗洗手液或者消毒湿巾。免洗洗手液的酒精含量多为 75% 左右，具有一定的灭菌作用，但无法清除灰尘、泥污等可见性污物。特殊情况下也可以使用含氯或过氧化氢手消毒剂。使用足够的量，要让手心、手背、指缝、手腕等充分湿润。

❖ 7. 为什么要室内通风?

冬季我国大多数地区天气寒冷,特别是北方为了享受暖气带来的温暖,门窗都是紧紧关闭着的,使室内空气污染较重。室内空气污染物中含有一氧化碳、二氧化碳、二氧化硫、粉尘等,这些物质对人体损害极大,轻则使人头昏脑涨、工作效率低下,重则刺激呼吸道,导致气管炎、哮喘等疾病。室内通风的作用就是把室外的新鲜空气送入室内,把室内污染的空气送到室外,保持室内空气清洁和适宜。因此,通风是净化空气,预防疾病,保证身体健康的简单有效的方法。

❖ 8. 使用什么消毒?

地面消毒可选择含氯消毒剂(如 84 消毒液)、75% 酒精等。消毒剂本身是具有一定危险性的化学品,必须严格按照说明书选用。浓度并非越高越好,比例一定要尽量保持准确。使用时要佩戴手套,避免接触皮肤,做好保护措施。要特别注意的是,84 消毒液不能和酸性物质(如醋、洁厕灵等)混用,混合后会产生大量氯气,导致人员中毒。手、皮肤消毒可选择医用酒精、碘伏或速干手消毒剂等。使用酒精类消毒剂时,一定要远离火种,密封保存,防止酒精点燃而引发火灾,特别是进行喷雾消毒时,由于酒精挥发性强,容易产生酒精蒸气,尤其是在密闭的空间,如门窗关闭的房间中,可能导致酒精蒸气聚集,达到爆炸范围,遇到火源则引发燃烧,甚至爆炸。

❖ **9. 什么物品需要消毒?**

众所周知,新型冠状病毒主要通过飞沫和接触传播,那么,尽可能截断这些传播途径,就能有效预防新型冠状病毒感染。因此,对餐具、家具、衣物、冰箱、地毯、电脑等家居物品,以及手机、钥匙、卡片等随身物品消毒是有必要的。值得注意的是,在使用消毒液的时候,最好不要把不同种类的消毒液混合在一起。否则,有可能会发生化学反应,释放出对人体有害的气体。

❖ **10. 如何对餐具消毒?**

生活中充满了细菌,它们并不能都会影响到我们的身体,所以不用因为担心细菌的存在而惶惶不可终日。但病从口入,很多时候生病就是因为体内的细菌作怪,所以饮食安全卫生至关重要。作为承载着食物的餐具,也是日常健康生活不容小觑的一部分。以下几个方法能够帮助大家消毒餐具:

(1)水煮消毒:将已经经清水洗干净的碗筷在水中煮沸杀菌,在沸水状态下持续煮 5～10 分钟,水量要没过餐具。这是最方便实惠易操作的消毒方式。

(2)蒸汽消毒:将洗净的餐具放入蒸汽柜或蒸汽箱中,使温度升到 100℃时,消毒 5～10 分钟左右。也可以用与蒸馒头一样的方式进行餐具消毒,用大火保证水蒸气充足,但因为密闭性不好,需延长消毒时间。

（3）消毒柜消毒：家庭条件允许的情况下，可以用专业的消毒碗柜，温度一般在120℃左右，消毒15～20分钟，就能达到很好的消毒效果。

（4）洗碗机消毒：洗碗机很实用，方便快捷。但在使用过程中，要严格按照消毒时间和温度进行，这样才能保证消毒效果以及安全。

（5）白酒消毒：如果在外吃饭，餐桌上有白酒，可以先用酒给餐具清洗一下，再用开水冲洗，但消毒效果也是有限的。

❖ **11. 疫情期间如何确保饮食安全？**

尽量选用新鲜的、干净的蔬菜瓜果，生食水果和蔬菜时要清洗干净后食用，不吃过期的食品；肉类分为生肉和熟肉，存放时要分开，生食和熟食所使用的用具（如砧板、刀、碗、盘、筷子等）要分开，厨房用具用后要及时清洗或消毒；在吃肉类、鸡蛋、奶等食物时要烧熟煮透，尽量吃熟食，少吃凉拌的食物。

❖ **12. 疫情期间食品如何贮存？**

第一，适宜的温度。鸡蛋、牛奶等食物要根据存放条件进行存放，并在保质期内食用。其他食物原辅料要根据其不同存放条件进行贮存，熟食和容易变质的食物应及时冷藏或冷冻，并尽快食用。

第二，生肉、熟肉要分开存放，生食、熟食应分别存放在冰箱，避免互相接触，冷冻的食物应使用小包装分别放置。

第三，尽量不吃剩菜剩饭，准备食物时应当少剩或者不剩食物，食用时应彻底加热，如有剩菜剩饭应当放入冰箱冷藏储存，再次食用前要彻底加热。

❖ 13. 疫情期间如何均衡营养？

首先，营养要合理搭配。合理膳食可以提高人体免疫力，增强人体功能，增强对疾病的抵抗能力。

其次，每天要喝足量的水，促进身体的新陈代谢，滋润皮肤。

最后，保持一定的运动量，一日三餐，要有规律进食，切忌暴饮暴食。

❖ 14. 疫情期间儿童、孕妇、老年人应该如何饮食？

首先，应该注意用餐习惯。应该使用单独的碗筷，不与家人共用餐具；给儿童喂食时不要用嘴吹，也不要用嘴直接给儿童喂食物，避免交叉感染；要询问孕妇、老年人的饮食情况、睡眠情况和精神情况等。

其次，膳食均衡。食物、水果尽量多种多样，注重荤素搭配，确保有充足的蛋白质和维生素，增强身体免疫力。

❖ 15. 疫情期间，有没有吃保健品的必要，从而提升抵抗力

保健品是保健用品和保健食品的通俗说法，能调节人体

的功能,但其具体功效如何,不得而知。其实,老年人对保健品的依赖,更多的是一种心理需求。在日常生活中,做到合理膳食,饮食物搭配合理,再加上适当的锻炼,完全可以满足人体日常所需,故在疫情期间没有必要吃保健品。

❖ **16. 疫情期间需要什么食品?**

现在大部分地区的食物供应都相对充足,完全没有必要大量囤积。很多食物,尤其是果蔬,放置时间过长容易变质,建议一周采购一次。可以选择谷物类、豆类等,保质期相对较长;米面等,可以一次性采购 1 个月甚至更长时间的量。亦可以根据自己家的人数和果蔬的保质期进行采购。建议适当囤点干货,如木耳、茶树菇等菌菇类,紫菜、海带、虾米等海货类,这类食材的储存时间长,用水泡发即可做菜,烹调起来非常方便。

❖ **17. 疫情期间居家运动应该注意什么?**

疫情期间,尽量不出门是每个人应尽的义务,也是防止疫情传播最重要的方式。然而在疫情期间的生活却是:在漫长的居家生活中,不少人都是窝在沙发上,刷着手机,关注疫情的态势,却忽略了运动。运动是保持健康的一大武器,坚持运动可以降血压、血糖、体重,改善机体灵活性和肌肉力量,增强心肺功能,改善胰岛素抵抗,提高免疫力,好处多多。室内跑步的时候应该注意不扰民。餐后不要马上运动,血糖高于 12mmol/L, 血压高于 160/100mmHg 的不建议剧烈运动。糖尿病患者不要空腹运动。尤其是有基础病的人不要剧烈运动。运动前不要大量喝水。运动后不要马上洗浴，不应暴饮止渴，不能饮酒除乏，不能吸烟解疲。

❖ **18. 居家选择什么运动合适?**

生命在于运动。在室内可以进行健康有氧运动，如瑜伽操、五禽戏、八段锦、太极。舒缓的运动可帮助改善体质，增强抵抗疾病的能力。

❖ **19. 疫情期间居家运动的时间**

一天之计在于晨，很多人选择晨练，但晨练因人而异，早晨刚苏醒，不适宜剧烈运动，如果运动，最好选择缓而不急的运动如太极拳、八段锦。

饭前饭后也最好不要进行运动，这两个时间段运动会影响胃肠血液循环，可能导致胃痛、痉挛等不适症状，所以最好在饭后 1 小时运动。

睡前切忌剧烈运动。睡前剧烈运动会导致神经和肌肉非常亢奋，导致失眠、多梦等症状，非常影响睡眠质量。

每个人的身体功能都不同，所以最佳的运动时间还是要根据自己的作息规律和身体情况，制订一个适合自己的运动计划最为重要。

❖ **20. 疫情期间儿童如何居家运动？相关注意事项有哪些？**

疫情期间，儿童不能到户外运动，再加上要延期开学，儿童多居家，由于接触手机、电脑等电子产品时间较长，运动量减少，长此以往，可能会出现视力下降等情况。作息时间不规律，会降低儿童抵抗力，对身心健康有较大危害。儿童生性活泼好动，在家里应当遵循安全、科学、适度、多样化的原则进行锻炼，把控好运动强度和运动量。

首先，运动量要适度，以中低强度为主，可以做眼保健操。其次，运动以身体微微出汗为宜，不宜大量出汗，运动后要注意保暖和休息。

儿童应以灵敏、柔韧、协调和平衡练习、心肺耐力练习为主，有条件的可以在家里进行小哑铃或者弹力带的练习。

❖ **21. 疫情期间孕妇如何居家运动？**

孕妇可以适度进行一些小幅度运动，加速体内的血液循环。较为适合准妈妈的一项运动是孕妇操。孕妇做操时的动作要轻、慢、柔，以不感到疲劳的运动量最为适宜。增加血液循环、锻炼足部的肌肉，可防止孕妇足部疲劳。

❖ **22. 疫情期间，老年人群应该怎样运动？**

老年人多喜欢户外运动。疫情期间，禁止扎堆聚集。对于老年人和一些缺乏锻炼的成年人，建议进行柔韧训练、平衡素质训练,对肩颈腰背等关节肌肉进行拉伸。

老年人居家锻炼一定要记住以下几点:适量,心情愉悦,选择适合自己的运动方式,保证安全,别一直做单一运动,别突然发力,不要时间过长。

❖ 23. 疫情期间患有基础病者如何居家锻炼?

体育锻炼能够提高人体免疫力,对于患有高血压、糖尿病、心血管病等慢性病人群来说,由于自身免疫力较差,抵抗新型冠状病毒的能力较差,容易感染新型冠状病毒,所以慢性病患者居家期间,更应该注意加强体育锻炼,增强抵抗力。

建议:可以选择强度较小的有氧运动,如太极拳、八段锦等。慢性病患者运动训练时不要做过分低头、弯腰的动作,不要做大幅度的快速动作。

❖ 24. 疫情期间是否可以通过增强锻炼强度来提高抵抗力?

居家运动不适宜进行长时间大强度锻炼。身体素质较好的、平常有着良好体育锻炼习惯的成年人,一定程度上可以进行高强度间歇训练,这样有助于心肺功能和基本力量素质的提高,同时还能够在短时间内达到良好的锻炼效果。可以做一些原地跑、俯卧撑、开合跳、波比跳等。

老年人以及一些缺乏体育锻炼的人,建议以功能性练习和柔韧、平衡素质提升的练习为主,如太极拳、五禽戏、八段锦、瑜伽等。

在居家防疫期间，为确保运动安全有效，运动强度必须适宜。强度过低，没有锻炼效果，但是长时间大强度的运动，可能导致身体功能失调，免疫功能下降，并且运动损伤风险增加。

❖ **25. 疫情期间应该做哪些有助于提升免疫力的健身操？**

现在的生活节奏变快，工作忙碌，平时生活中本就疏于运动，现居民居家隔离，加之对疫情的焦虑情绪，为避免抵抗力下降，应进行一定的锻炼：①单侧盘坐身体下压；②上背伸展运动；③手扶椅背后跨步；④背部伸展；⑤腰部伸展；⑥转体运动；⑦站姿弯腰。

❖ **26. 疫情期间，上网课的学生应该如何运动？**

疫情期间，学生可以通过做运动、听音乐来转移注意力，增加积极体验，开展室内锻炼活动，保持良好的心态，结合自己的兴趣和生活条件，自主选择活动方式，每天开展1小时左右的室内运动，比如做俯卧撑、仰卧起坐、平板支撑，还可以跳健身操、转呼啦圈、踢毽子等，不仅可以消除疲劳，提高大脑中的血氧含量，而且能够促进大脑活动，既健身又悦心。

❖ **27. 被隔离的人群应该如何运动？**

强化锻炼意识，自觉加强体育锻炼。把体育锻炼作为增进健康,增强体质,强化心态心理,提升自身免疫功能与抗病能力的重要法宝。体育锻炼一方面增强身体的抗病能力,同时也增强大众抗击疫病的心理自信能力。

应采取多种锻炼方法进行锻炼,可根据个人家庭的条件和身体情况进行适宜的锻炼。形式与内容可以单一,也可灵活多样。一定要结合自己的身体情况和年龄、基础健康状况进行体育锻炼,保持适宜的锻炼或运动量,做到既能强身健体,又不疲劳、影响身体健康。

年轻人、身体健康状况较好的人群锻炼时,既可选择偏重力量的健身运动,如举哑铃、拉弹力带、负重物练习、俯卧撑、仰卧起坐、拉伸练习等,也可选择健美形体运动,如形体健美操、广播操、太极拳、瑜伽等,还可以有意识地选择加强心肺功能的运动,如有家用健身器械可以充分发挥其作用,进行跑步机、骑功率自行车、跑步、快速走路等项目的锻炼,也可以采用爬楼梯等。每周从事这类运动 3～4 次,每次 30 分钟,既可收到很好的促进心肺功能的效果,也有改善肌肉张力、减少精神紧张、消耗多余热量的作用。如果没有条件,也可以采用吹气球锻炼的方法增加肺活量,每天连续吹 50 个气球,相当于一次 10～15 分钟慢跑。

年纪较大、身体健康状况相对较差的市民建议采用传统的体育锻炼方法,如太极拳、八段锦、健身气功、导引养生功等,对提高身心健康与免疫功能非常有益。

大家可以在网上搜索国家体育总局编创的太极拳、八段锦、健身气功、导引养生功等的练习视频,参照进行锻炼。有条件的市民还可以结合自己的锻炼兴趣或爱好项目,进行体育锻炼,如跳绳、踢毽子、做蛙跳、蹲马步、呼啦圈等,同样有较好的效果。

❖ 28. 如何进行自我心理调适?

国医大师李佃贵提出防疫九字诀——"静心气,扶正气,避浊气"。其中,静心气说的是保持良好的心态,努力提高心理调节能力,化解负面情绪。①提高对事物的认知能力,扩大认知视野,通过官方渠道科学认识疫情性质、流行情况、临床表现及危害,形成正确的认知——疫情是可防可控的。②进行注意力转移,不过度关注疫情,适当将注意力放在自己的兴趣爱好上,规划生活与工作,如静思复盘、打扫整理卫生、为后续工作做准备等,不让自己陷入无聊焦虑状态。③可以向好友、亲友倾诉,或通过写信等形式发泄情绪。④进行放松训练,如可以进行自我心理暗示,通过想象等意念活动,以塑造某种意识形象,或进入某种情景,由心理影响生理,从而达到防病、治病的作用。

❖ 29. 普通人应该保持怎样的心态?

通过新闻、视频网站等方式获取最新、准确的疫情动态,对疫情有一个正确认识,避免恐慌,在家积极进行身体锻炼,保持良好身体素质,在自己无法调节心态时积极向基层心理服务中心等机构寻求心理疏导。

❖ 30. 被隔离的人应该如何调整心态?

克服负面情绪。患者及疑似患者在隔离期间主要以紧张、焦虑、恐惧、担忧、抑郁等负性情绪为主。患者对自己可能发病、确诊、病重的担心,在接受隔离治疗期间无法与家人见面,没有亲人陪伴予其精神支持,且隔离病房内活动空间小,导致内心自闭进而出现抑郁心理。隔离期间对其进行言语开导,正确释放压力,调整心态。在面对压力的时候,可以通过微信、电话等方式向家人或朋友进行倾诉。树立战胜疾病的信心,积极科学应对,使用科学的预防及治疗方法,听从医嘱服药,不自己乱吃药。同时饮食上可以多食用祛湿食物,如山药、薏苡仁等,让患者在养心安神的同时,调整气机运化与阴阳平衡,从而达到调节患者情志、参与治疗的目的。

❖ 31. 家长如何在疫情期间稳住孩子的心态?

(1)家长首先调整好心态,应保持积极乐观的心态,及时体察自己的情绪反应,尽量不在孩子面前表现出过度恐惧、焦虑、抑郁、哀伤等情绪,注重自身心理健康,缓解自身焦虑,树立良好榜样。

(2)监督孩子学业,转移注意力,不过度担心疫情,在家积极锻炼身体,做好个人防护。

(3)与孩子保持良好的关系,引导孩子正确释放压力,关注心理健康,积极进行沟通,鼓励、引导孩子积极面对疫情。

❖ 32. 备考的学生应该保持什么样的心态?

(1)首先还是以学业为重,积极参加学校组织的网课,利用各种网络资源有计划地学习,完成家庭作业。

(2)保持情绪稳定,避免长时间阅读或讨论负面信息,注意自我调节,转换想法,调整行为。

(3)自觉调整作息,早睡早起,健康饮食,注意个人卫生,锻炼身体,强健体魄。

(4)提高信息判断能力,不信谣,不传谣,不要仅看信息表面,而要根据信息发布方的公信力、信息的支持证据和逻辑作出鉴别判断,免受谣言误导。

(5)当自己无法调节情绪时,积极寻求心理服务。

❖ 33. 老年人居家应该保持什么样的心态?

(1)老年人相对来说信息接受能力较慢,首先应多和家人交流,要相信各级政府的公开权威信息,对信息进行筛选,理智判断,冷静对待"新型冠状病毒肺炎"疫情,不在亲友间散发恐慌情绪,同时防止上当受骗。

(2)拓展兴趣爱好,适当关注疫情。老年人一样可以保持自己原来的兴趣爱好,比如琴棋书画、侍弄花草、室内运动,还可适当进行网络下棋、麻将、游戏等,尽力使居家日子不那么单调枯燥。另外,适当关注疫情,学一些防疫保健知识,做好自身防护是必要的。

（3）老年人难免都有基础病,宅在家里仍然要遵照人体生物钟节律,确保起居有常,生活作息有规律。起居无常,昼夜颠倒,熬更守夜,则会大大降低老年人机体免疫力。

❖ **34. 医护工作者应该具备什么样的心态?**

（1）从正确渠道获取消息,不信谣,不传谣。医护人员也是普通人,也容易被那些吸引眼球的负面信息所吸引。广大医护人员应多关注政府公布的权威信息,从正规渠道了解疫情和防护信息,不信谣,不传谣。此时,要提醒自己通过理性分析来舒缓负面情绪。频繁的新闻报道旨在引起大家的重视,不要因此而产生恐慌情绪。

（2）保持平和心态。医学不是万能的,医护人员也不是救世主,接受不完美和失败是医护人员应该保持的客观认知。只要尽最大努力去救治患者,无论成功与失败,都应坦然面对,保持心态平和。

（3）多交流,积极寻找心理支持,工作结束后通过微信等工具与家人、朋友互动,倾诉烦恼,获得支持,调整自己的心态后才能更好地服务于患者。

（4）适度工作,避免孤独疲劳,尽量抽时间吃饭,减少咖啡因、尼古丁、酒精等的摄入,争取空余时间休息放松。

（5）适时寻求心理健康服务,针对医务人员,建议开通院内心理情绪咨询热线及援助通道。以科室为单位,全面排查医护及相关人员的心理情绪状态。对拟进入隔离病房的工作人员进行岗前培训，消除或减轻其对疫情的恐惧、焦虑等负面情绪。对心理情绪高危的医务人员，需及时调整岗位，登记备案，并采取针对性的干预管理措施。

常见防护误区

❖ **误区1：板蓝根和双黄连口服液可以预防新型冠状病毒**

正解：板蓝根和双黄连口服液都具有清热解毒的功效，有益菌、抗病毒、提高免疫力的作用，但对于新型冠状病毒的预防作用尚有待研究，应理智购买。

❖ **误区2：熏醋可以预防新型冠状病毒**

正解：熏醋时所用的食用醋，醋酸浓度低，当稀释到空气中时，浓度进一步降低、氧化能力减弱，并不能达到杀菌的效果。同时，空气中醋酸浓度过高，人体吸入时间过长，可能会出现呼吸困难、恶心等症状。

❖ **误区3：吸烟能预防病毒感染**

正解：吸烟不仅不能预防感染，还会降低身体的抵抗力。吸烟频繁接触口鼻的同时无法佩戴口罩，会大大增加感染的概率。预防通过呼吸道进入人体的传染病最有效的手段就是戴口罩。

❖ **误区4：高度白酒可以预防新型冠状病毒**

正解：喝白酒不能抵抗新型冠状病毒。通常的高度白酒的酒精浓度在 $50\% \sim 60\%$，对新型冠状病毒没有杀灭作用。新型冠状病毒感染是通过呼吸道传染，而喝酒是通过消化道进入体内,但它不具有抗病毒的作用,而且可能会对身体产生伤害。

❖ **误区 5:吃抗病毒药物,能预防新型冠状病毒肺炎**

正解:目前没有证据显示抗病毒药物能够预防新型冠状病毒肺炎,切不可乱用药物,如有不适症状,应在医师指导下使用。

❖ **误区 6:吃抗生素能预防新型冠状病毒肺炎**

正解:新型冠状病毒肺炎的病原体是病毒。抗生素是杀菌药物,针对的是细菌感染,并不能杀死病毒,而错误地使用抗生素反会增强病原体的耐药性。

❖ **误区 7:吃维生素 C 能预防新型冠状病毒肺炎**

正解:维生素 C 可以维持正常的免疫功能,目前没有明确证据显示维生素 C 可以预防新型冠状病毒。平时可多吃富含维生素的食物加强营养,增强抵抗力。摄入维生素 C 通常只是辅助性的治疗。

❖ **误区 8:戴多层口罩、面屏、N95/KN95 或以上级别的防护口罩可以更好地预防新型冠状病毒肺炎**

正解:普通的一次性医用口罩也可以阻挡飞沫传播。如果您处于普通医疗环境中,请使用一次性医用口罩。如果您是临床操作人员,在有创操作等过程中请佩戴医用外科口罩。如果您是在隔离病房、隔离重症监护室、发热门诊特殊区域,请佩戴医用防护口罩。对于不接触医疗卫生环境的普通居民,佩戴多层口罩时空气无法从正面进入鼻腔,只能从侧面进入反而起不到防护的效果。多层口罩可能会增加一些防护的效果,但可能会增加阻力,造成呼吸困难等一些不适感。

❖ **误区 9:接种流感疫苗就不容易被新型冠状病毒感染,或者即使被感染,情况也没有那么严重**

正解:流感疫苗主要是预防流感的,对新型冠状病毒无预防作用,所以接种了流感疫苗仍可能感染新型冠状病毒,也可能出现严重症状。

❖ **误区 10:出门佩戴护目镜,可以预防新型冠状病毒感染**

正解:新型冠状病毒通过接触感染者或接触感染者的东西后触摸自己口部、鼻腔、眼部传播,或通过飞沫传播,感染的可能性较低。护目镜是给接触患者的医师和护士的防护建议,普通人出门不需要佩戴护目镜。

❖ **误区 11:盐水漱口防病毒**

正解:盐水漱口可以抑制口腔细菌,清理口中食物残渣,具有消炎的作用,有利于清洁口腔和咽喉,对咽喉炎症有帮助。新型冠状病毒侵犯的部位在呼吸道,漱口时没有办法清洁呼吸道。目前尚无任何研究表明盐水对新型冠状病毒有杀灭作用。

❖ **误区 12：穿防护服通勤上下班可以防护病毒**

正解：普通上下班只需要戴好口罩,做好手卫生,咳嗽打喷嚏时用手肘捂住,就可以很有效地防护自己。

❖ **误区 13：人员密集,通风不良的情况下不需要戴口罩**

正解：疫情仍在继续,防控不容忽视,仍有无症状感染者境外输入病例等出现,我们仍需保持警惕,尤其在人员密集、通风不良的情况下一定要佩戴口罩,注意与他人保持 1 米上的社交距离。

❖ **误区 14：在家居住时,需要每日消毒**

正解：在家居住时,普通人以日常清洁通风为主,无须消毒。如家中有人员上班、下班,每周可消毒 1～2 次。

❖ **误区 15：用餐前,不需要洗手,可以直接用手抓取食物**

正解：病从口入,人人皆知。病从口入的媒介是手。因此,注意手的卫生是预防病从口入的重要环节。我们应在流动水下用肥皂洗手,或用免洗手消毒剂搓洗双手,不要不洗手或直接用手抓取食物,避免感染。

❖ 误区16：咳嗽、打喷嚏时可以直接对着他人

正解：打喷嚏或咳嗽时,可用肘臂遮挡或用纸巾遮住口鼻,然后将纸巾包好置于垃圾桶中。

❖ 误区17：勤洗热水澡可以消灭病毒

正解：病毒对紫外线和热敏感。需要维持在56℃,并且时间最少维持30分钟才能有效杀灭病毒。洗澡水的温度一般为40°~45°,并不能消灭病毒。

❖ 误区18：火车站、机场过安检摘下口罩时会被传染病毒

正解：火车站、机场过安检等短暂取下口罩,一般不会被传染。在取下口罩时,建议与前面的人保持1米以上的距离,注意避免与其他人正面相对。面部识别结束后立即戴上口罩。整理好个人物品,尽快通过安检通道。

❖ 误区19：平时用挂烫机烫衣服,可以杀死衣服上的病毒

正解：《新型冠状病毒肺炎诊疗方案（试行第八版）》提

到，冠状病毒对紫外线和热敏感。56℃且持续30分钟是杀死新型冠状病毒的两个必要条件。由此可知，需要对衣服上的每一个部位烫30分钟以上才有效。

❖ **误区20：越光滑的表面病毒存活时间越长**

正解：实际上，在干净光滑的表面，微生物是不容易存活的。病毒在一些阴暗、潮湿、比较脏的地方存活的时间更长。电梯的按钮、门把手风险比较高。这个风险比较高并不是因为病毒在上面存活时间长，而是因为这些地方是高频接触的地方，相互接触交叉感染的风险就大。

❖ **误区21：一次性口罩用酒精消毒后还可以继续使用**

正解：不建议重复使用。喷洒消毒剂，包括医用酒精，会使防护效率降低，所以不宜采用酒精喷洒的方式给口罩消毒。

❖ **误区22：戴口罩不能防止病毒通过气溶胶途径传播**

正解：新型冠状病毒目前主要通过呼吸道飞沫传播和接触传播，在某些特殊的条件下才可能发生气溶胶传播，如进行气管插管等专业医疗操作时。如果是在常规临床护理、一般的工作生活条件下，采取正确佩戴口罩的方式防止飞沫传播，即可预防感染。

❖ **误区 23：水果、蔬菜和肉上会有病毒，要放置一段时间再吃**

正解：病毒一般通过呼吸道飞沫传播、间接接触传播等方式污染到蔬菜、肉和水果的概率很低。买回家后先用流水清洗。建议不要放置太久再吃，暂时不食用的肉类要冷藏、冷冻，不要放置时间过长，以防霉变。

❖ **误区 24：口罩里需要垫一张纸**

正解：在口罩内部垫纸巾，会让气体从纸巾旁边通过，影响气密性，不但不能延长口罩寿命，反而导致口罩失效。

❖ **误区 25：戴好口罩后，眼镜上起雾了没事**

正解：眼镜起雾一般是由于口罩上方没有贴合，口罩与人脸留有缝隙，外界的病毒及其他有害微生物会通过缝隙进入人体，严重降低口罩的过滤作用。正确的方法是戴口罩时按住鼻子，贴紧下巴，越严实越好。

❖ **误区 26：洗手需要速战速决**

正解：洗手时间太短不利于清洗手上的细菌、病毒。很多人在洗手的时候只是冲洗一下就可以了，这样并不能完全消毒。世界卫生组织（WHO）指出，洗手时用肥皂持续送水

20 秒,彻底清洁手部卫生,其中丰富的泡沫可以破坏手上携带大量病菌的油脂和污垢。

❖ **误区 27:可以用湿纸巾擦拭代替洗手**

正解:很多人认为,湿纸巾既省事又卫生,还可以杀菌。不少湿巾内含有丙二醇、苯扎氯铵等成分。丙二醇是低毒化学溶剂,用湿纸巾擦手后吃东西,会导致有毒物质进入胃肠道,存在安全隐患。此外,丙二醇溶解度大,约 5% 的人会有过敏反应,长期使用会伤皮肤。普通湿巾仅有清洁的作用,无法达到消毒的效果,因此不建议湿纸巾代替流动水洗手。

❖ **误区 28:手有伤口不能洗手**

正解:很多人觉得,手受伤后不能洗手,否则会发炎。事实上,双手每天要接触大量的东西,沾上的细菌很多。如果不清理双手和伤口,更容易导致细菌感染。当然,这是针对较浅的伤口,如果比较严重,则需要去医院处理。

❖ **误区 29:酒精浓度越高,消毒效果越好**

正解:酒精浓度过高,会使菌体表层蛋白凝固形成保护膜,阻碍乙醇分子的继续渗入,从而导致杀菌力的降低,无法对病菌消毒。反复实验证明,消毒酒精浓度过高过低都不可,浓度为 75% 时的灭菌杀毒效果最强。

附一 农村疫情防控应急处置流程图

（一）发现报告

一旦发现疑似患者，应立即引导该患者到单独隔离观察间进行留观，并立即向村委领导汇报。村委领导核实情况后，立即启动应急处理流程，联系所在地乡镇卫生院进行初步排查。村委领导综合协调，按职责分工开展疫情监测、救治处置、对外联络、消毒防疫、宣传教育等工作。

（二）组织隔离

进一步提高封闭管理等级，按照疾控中心的建议，封闭村庄或部分区域，划定封闭范围，严格限制人员进出，严格（控制）限制外来人员、车辆进入。对村民和隔离人员进行健康监测，并与疾控机构进行信息沟通，及时上报最新情况。

（三）全面排查

配合相关人员进行流行病学调查，详细询问病例近期所到之处，对所有接触过病例的人员进行调查，确定密切接触者，对密切接触者进行集中隔离医学观察。隔离期间一旦出现发热、咳嗽等疑似症状时，应及时送往定点医院进行排查、诊治。对一般接触者做好登记，进行健康风险告知，嘱其做好体温检测，有不适症状及时沟通联系。其间工作人员要佩戴好医用外科口罩，做好个人防护。

（四）送医救治

如有人员出现发热、咳嗽、鼻塞、流涕、乏力、腹泻等疑似症状时，应当立即上报，将疑似人员引导到临时医学隔离观察场所进行隔离，初步排查后，报告辖区疾病预防控制机构，联系120救护车送往定点医院诊治。

（五）应急消毒

立即对隔离观察区、病例活动区域进行应急消毒，一旦出现确诊病例，每天按要求加大频次进行消杀。消杀范围包括人员密集场所的地面、物体表面，以及隔离人员的排泄物、分泌物与生活垃圾。

（六）舆情控制

加强舆情管理，通过各种渠道做好新型冠状病毒肺炎疫情防控知识的宣传和普及工作；做好舆情监测，加强对村民心理健康的引导和教育工作；稳定村民情绪，避免引起恐慌。引导村民不单独接受采访或对外谈论，不拍摄和发布相关视频，不主观臆测、夸大疫情，以官方部门正式发布的信息为准。

（七）善后工作

安排好被隔离人员的生活必需品的供给，做好对密切接触者的跟踪观察，做好被隔离人员的心理疏导，做好群众应急物资供应，保障群众餐饮、生活用水安全等。加强巡查管控，及时制止群体性聚集活动。

附二 从抗疫史看中医药的十大优秀学术基因

李佃贵

自新型冠状病毒肺炎流行以来，无论在政府层面还是在群众层面，无论是国内还是国外，均肯定了中医药在疫情防控中发挥的重要作用。近日，在国务院疫情防控新闻发布会上，多位院士、专家表示，在此次新型冠状病毒肺炎疫情中，中医药治疗的总有效率超过90%。中医药在减缓、阻止重症转向危重症，促使危重症转为普通症，提高治愈率，降低病死率方面的疗效，有目共睹。而一些海外国家也开始将中药纳入防疫指南，我国《新型冠状病毒肺炎诊疗方案（试行第七版）》中的中医方案部分已经译成多国文字，为全球抗疫发挥了积极作用。中医药何以能发挥如此重要的作用？笔者认为，这首先得益于党和政府的大力支持和推广，同时也得益于其传承千年的优秀学术基因和抗疫实践。

一、中医药抗疫历史悠久，经验丰富

早在甲骨文中，就有"疾年"的记载。所谓疾年，是指大规模的疾疫流行之年，说明有关的传染病在我国流行的文字记载至少已有3 000多年了。而据《中国古代疫情年表》记载，我国从公元前243年（战国）到公元1911年（清末），发生的有史可考的重大疫情共352次。各朝各代几乎均历经过疫病的折磨，也正是基于此，数千年来，中医药在防疫抗疫方面不断探索，形成了内容丰富、理法方药完备的治疫体系，护佑了中华民族绵延至今。

《黄帝内经》对疫病已有精彩描述："黄帝曰：余闻五疫之至，皆相染易，无问大小，病状相似，不施救疗，如何可得不相移易者？岐伯曰：不相染者，正气存内，邪不可干，避其毒气。"将这段话译成今天的白话文如下：

黄帝问道："我听说各种瘟疫都互相传染，不论大人小孩，症状基本相同，除了进行治疗之外，还有什么办法可以防止传染呢？"岐伯回答说："要想防止各种瘟疫互相传染，只有体内正气充实，邪气才不易侵犯人体，同时应当设法避开毒害人的邪气。"

《黄帝内经》的此一论述非常合乎科学道理，无论何种传染病，治疗原则无非两种，一是扶正，一是辟邪（祛邪）。之后，历代医家受其启发，在防治瘟疫中发挥了各自的历史作用。

东汉末年，战争频繁，瘟疫流行，"白骨露于野，千里无鸡鸣"。张仲景"感往昔之沦丧，伤横夭之莫救"，精研经典，深入临床，将疫病划分为温疫和寒疫两种，撰成《伤寒杂病论》，开创六经辨证，以治伤寒为主，兼及温病。书中许多方剂一直为后世临床所常用。比如这次治疗新型冠状病毒肺炎的清肺败毒汤，就是在《伤寒论》方剂的基础上，加减化裁而成。

之后，历代医家对传染病的诊疗，多有创新的发展。晋代葛洪在《肘后备急方》中详细描述了伤寒、疟疾、天花、狂犬病等传染病的症状及治法。唐代孙思邈在《备急千金要方》《千金翼方》中总结防治疫病经验并收载 42 首相关方剂。

宋代形成了官 - 医 - 民共同结合的方式联防联控，多为后世沿用。金元四大家中，寒凉派创始人刘完素创制的防风通圣散、双解散对后世治疫影响深远，补土派的李东垣创制的普济消毒饮显著提高了大头瘟治愈率。明代李时珍提出运用高温熏蒸患者及蒸煮其接触的衣物，以及通过中药焚熏房间或烧汤沐浴等方式，能够有效防控疫情。明代，人们已熟练运用"人痘接种法"治疗天花，并将此法流传于世界各地。明末，疫病高发，吴又可提出"戾气"学说，科学性地预见了细菌、病毒等微生物的存在，撰写了具有里程碑意义的疫病专著《温疫论》；书中的许多治法和方药，在这次新型冠状病毒肺炎防控中依然广泛使用。到了清代，形成了温病学说，产生了著名的"温病四大家"——叶天士、薛雪、吴鞠通、王孟英，他们各有创新，共同将中医药治疗瘟疫推向了一个全新的学术高峰。

二、中医药抗疫的十大优秀学术基因

习近平总书记非常重视中医药事业的发展。2020 年 2 月 10 日，习近平总书记在北京市调研指导新型冠状病毒肺炎疫情防控工作时强调，"不断优化诊疗方案，坚持中西医结合""要加强医疗救治，继续巩固成果，坚持中西医并重"。实践证明，中西医结合的疫情防控原则非常正确。那么，中医药的优势是什么？只有明白了自身的优势，才能同西医同仁一道，更好地服务于全球疫情防控。疫情发生后，我和我的团队积极响应国家和单位的号召，在学习借鉴国家中医药管理局发布的中医药诊疗方案基础上，结合浊毒理论，进行了广泛的抗疫临床实践，深入病房，援鄂赴汉，研发新药，会诊海外,撰写文著,科普宣传,做了一些力所能及的事情。我们深刻体会到,中医药的抗疫优势源于其与生俱来的十大优秀学术基因。现简述如下,以飨读者。

1.哲学思维

中医是科学,更是哲学。中医认识问题更多是以哲学视角,充满了唯物主义和辩证法思想。中医认为新型冠状病毒肺炎可防可控,不是无药可用。正如《黄帝内经》所言:"言不可治者,未得其术也。"

2.整体观念

整体观念是中医与生俱来的最强基因。它不仅仅关注病毒长什么样子,更关注引发疫情的自然环境;不仅仅关注肺部的改变,更关注新型冠状病毒对全身的危害,以及它们之间的必然联系。

3.辨证论治

中医诊病,有异病同治,有同病异治,所以什么病不是它最关切的。它最关切的是什么"证",证同治法就大致相同,证不同,相同的病治法也不同。这是中医的显著特点和优势。同是新型冠状病毒肺炎,湿毒重者祛湿解毒,浊毒重者化浊解毒,寒化者温之,热化者清之,灵活运用,才能取得满意效果。

4.天然药物

中药多为天然药物,植物类居多,不良反应较少,大多可以就地取材。这也是西医不能比拟的优势。

5.绿色疗法

中医治病,注重扶正,即便是攻邪,也时刻注意照顾正气,无论内服,还是外用,不良反应极少,是绿色疗法。

6. 大医精诚

大医精诚是中医人的基本职业要求，不仅要医术精湛，更好医德高尚，要急患者之所急，痛患者之所痛，只有这样，才能有好的治疗效果，才能称得上合格的医师。

7. 中体西用

现在的中医行医环境已不再是张仲景、孙思邈、叶天士等时代行医的社会环境和医疗环境。封闭自守，排斥西医和现代科学成果，或全盘西化，一切都以西医为标准，都是不对的。正确的态度，我认为就是八个字——衷中参西，中体西用。就像这次新型冠状病毒肺炎疫情，中医只有中体西用，才能为世人赞同，充分展示其巨大的临床价值。

8. 内外兼治

中医药抗疫已有数千年的历史，方法多样，内服外用，一应俱全。比如，早在唐代孙思邈《备急千金要方》中，就记载近20首辟疫方，使用方法也是多种多样，包括口服蜜丸、散剂、汤剂、酒剂、膏剂，还有佩戴、烟熏、粉身、身挂、纳鼻、浴体等外用剂型。

9. 理论创新

中医数千年来绵延不绝，不仅得益于确切的疗效，更得益于不断的理论创新，只有理论的创新，才能将临床实践不断升华，进而更好地为临床服务。自张仲景以来，"江山代有才人出"，才使得中医药的理论日渐成熟和完善。比如，吴以岭院士的络病理论和我的浊毒理论，都是来源于实践，又回归指导实践，在此次新型冠状病毒肺炎疫情中均发挥了积极的作用。

10. 新方组合

浊毒理论指导新型冠状病毒肺炎的治疗，其方药也多为经方，结合实际情况化裁而来。就像国家中医药管理局推荐的"三药三方"，可谓"传承精华，守正创新"的典范，将千年经方，重新组合，使它们焕发了新的光彩。

总之，数千年来，中医药在抗击瘟疫方面，积累了宝贵的临床经验。当前疫情严峻，一方面要潜心向古，传承精华，另一方面又要与时俱进，借鉴西医的先进理念和方法，守正创新，不断完善优化中医药抗"疫"的理论方法，为全球抗疫和维护人类命运共同体贡献中国智慧，彰显大国担当。

附三 石家庄市新型冠状病毒肺炎中医药防治方案

为贯彻落实孙春兰副总理视察指导河北疫情防控工作重要指示精神,根据《新型冠状病毒肺炎诊疗方案(试行第八版)》,结合河北人群体质、本地气候和病例临床特点,经国家和河北省中医专家共同研究,制订本防治方案。

一、集中隔离人员干预方案

基础方剂:清肺排毒汤。

生麻黄 6g,炙甘草 6g,杏仁 9g,生石膏 15g(先煎),桂枝 9g,泽泻 9g,猪苓 9g,炒白术 9g,茯苓 15g,柴胡 16g,黄芩 6g,姜(或清)半夏 9g,生姜 9g,紫菀 9g,冬花 9g,射干 9g,细辛 3g,山药 12g,枳实 6g,陈皮 6g,藿香 9g。

服用方法:

12 岁以上人群:传统中药饮片,水煎服。2 天 1 剂,每天早晚各服 1 次(饭后 40 分钟),每次半袋,100ml,温服,连续服用 4 天。

6~12 岁儿童服用成人用量的一半。孕妇在中医师指导下使用。

二、无症状感染者治疗方案

1. 汤剂

基础方剂:清肺排毒汤。

生麻黄 9g,炙甘草 6g,杏仁 9g,生石膏 15g(先煎),桂枝 9g,泽泻 9g,猪苓 9g,炒白术 9g,茯苓 15g,柴胡 16g,黄芩

6g,姜(或清)半夏 9g,生姜 9g,紫菀 9g,冬花 9g,射干 9g,细辛 6g,山药 12g,枳实 6g,陈皮 6g,藿香 9g。

服用方法:传统中药饮片,水煎服。每天 1 剂,早晚各 1 次(饭后 40 分钟),温服,3 剂为 1 个疗程。

如有条件,每次服完药可加服大米汤半碗,舌干津液亏虚者可多服至 1 碗。

2. 中成药

(1)金花清感颗粒合用藿香正气软胶囊(丸、水、口服液)

适用人群:平素脾胃功能差,大便不成形或稀者。

(2)连花清瘟胶囊(颗粒)

适用人群:平素脾胃功能好,大便成形者。便秘者,加用防风通圣颗粒(丸)。

每位患者选用一种治疗方法即可,不可重叠使用,以免发生不良反应。

三、确诊病例治疗方案

依照《新型冠状病毒肺炎诊疗方案(试行第八版)》"中医治疗"内容执行。对于重型和危重型患者,可加用针刺疗法。具体如下:

1. 选择腧穴

液门、支沟、昆仑、通谷、太溪、侠溪、太冲、列缺、尺泽、太白、阴陵泉、丰隆、后溪;风池、风府、少商、商阳、关冲。

其中,风池、风府用快针通经络,不留针。少商、商阳、关冲 3 穴均点刺放几滴血即可。其中发热者,刺血可一日一刺,退热后可停止刺血,不发热患者不用刺血。风池、风府要在穴位周围找到压痛点刺,得气即可起针。

2.治疗频率

1~2天针灸1次,手法为平补平泻,3次为1个疗程。体虚患者可以根据情况2~3天施针1次。

3.随症增加取穴

畏寒者,加阳池、支正;心慌心悸者,加内关、神门、支正;咳嗽较重者,加鱼际穴;舌质紫者,加内关。

4.注意事项

针灸完毕会感觉舒适,但体质较弱患者第2天可能感觉疲劳,是正常现象,一般第3天可恢复。确诊患者如果没有胃脘部不适或者体虚患者,不建议过早使用足三里、合谷穴。

附四　主要参考资料

1．中国疾病预防控制中心．新型冠状病毒感染的肺炎公众防护指南［M］．北京：人民卫生出版社，2020．

2．国家卫生健康委办公厅，国家中医药管理局办公室．新型冠状病毒肺炎诊疗方案（试行第八版）［EB/OL］．（2020-08-18）［2021-01-25］．http://www. nhc. gov. cn/xcs/zhengcwj/202008/0a7bdf12bd4b46e5bd28ca7f9a7f5e5a. shtml.

3．国务院应对新型冠状病毒肺炎疫情联防联控机制综合组．新型冠状病毒肺炎防控方案（第七版）［EB/OL］．（2020-09-11）［2021-01-25］．http://www. gov. cn/fuwu/2020-09/15/ content_5543680. htm.

4．傅华．预防医学［M］．7 版．北京：人民卫生出版社，2018．

5．北京市疾病预防控制中心．北京市新冠疫苗重点人群接种 22 问［EB/OL］．（2021-01-25）［2021-01-26］．https://www. bjcdc. org/article/65790/2021/1/1611536346464. html.

6．中国疾病预防控制中心．新冠病毒疫苗接种问答［EB/OL］．（2021-01-07）［2021-01-26］．http://www. chinacdc. cn/yyrdgz/202101/t20210107_223665. html.

7．四川省疾病预防控制中心．四川疾控为您解答新冠疫苗紧急接种 30 问［EB/OL］．（2020-12-30）［2021-01-26］．https://www. sccdc. cn/View. aspx?id=23090.

8．中国中西医结合学会．新型冠状病毒肺炎中西医结合防治专家共识[J]. 中国中西医结合杂志, 2020, 40(12): 1413-1423.

9. 四川省中医药管理局. 四川省新型冠状病毒肺炎中医药防控技术指南(第五版)[EB/OL]. (2020-12-09)[2021-01-26]. http://sctcm. sc. gov. cn/sctcm/cdzyyfkdt/2020/12/9/0f6bfb3063314eacbf5b25700253b8b7. shtml.